PRÉCIS

DE

MÉDECINE RATIONNELLE

ET DE

THÉRAPEUTIQUE ENDERMIQUE ET SPÉCIFIQUE.

TYPOGRAPHIE MAULDE ET RENOU, RUE BAILLEUL, 9 ET 11, PRÈS LE LOUVRE

PRÉCIS

DE

MÉDECINE RATIONNELLE

ET DE

THÉRAPEUTIQUE ENDERMIQUE ET SPÉCIFIQUE

PAR M. T. DROUOT

Docteur en médecine de la Faculté de Paris. auteur : de *Recherches* sur les divers systèmes de l'Economie ; d'uu TRAITÉ DES MALADIES DE L'OEIL, confondues sous les noms d'amblyopie, amaurosè, paralysie, goutte sereine, etc., moyens de reconnaître les altérations des diverses membranes et humeurs du globe oculaire, du nerf optique et du cerveau, qui causent *le trouble*, *l'altération* et la *perte de la vue*, de les prévenir et de les guérir ; d'un TRAITÉ DES CATARACTES, causes, symptômes, complications et traitements des altérations de la transpareuce du cristallin et de la capsule, par RÉSOLUTION (*sans opérations chirurgicales*) ; d'un Mémoire sur les ERREURS des Oculistes sur la cataracte et l'amaurose ; DE LA VÉRITÉ sur le traitement MÉDICAL des cataractes et sur les résultats des OPÉRATIONS CHIRURGICALES ; des EFFETS PERNICIBUX du *Mercure* appliqué selon les théories actuelles.

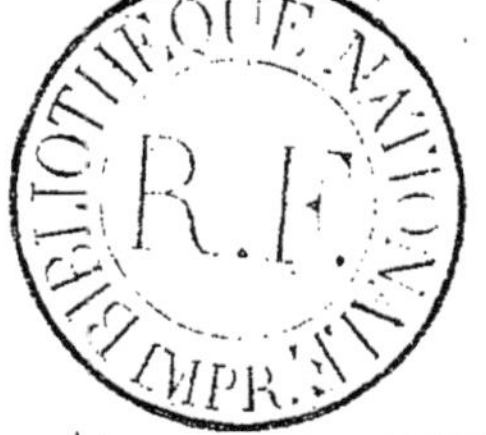

Quæ fundata sunt in naturá crescunt et perficiuntur : quæ verò in opinione variantur et non augentur.

BACLIVI

PARIS,

CHEZ GERMER BAILLIÈRE, LIBRAIRE,

Rue de l'École-de-Médecine, 17,

ET CHEZ L'AUTEUR, RUE NEUVE-LUXEMBOURG, 8.

1850.

A Hippocrate,

A Sydenham.

A Barthez.

A Bichat.

AVANT-PROPOS.

Cette publication est le résumé d'études,
d'observations et de recherches pratiques sur
la valeur des doctrines médicales considérées sous le rapport des applications curatives.

Nous avons lu à peu près tout ce que

nous ont laissé les anciens, tout ce que les modernes ont publié de plus important ; enfin nous nous sommes astreint pendant longues années à l'étude *expérimentale* des substances ou agents thérapeutiques, afin de juger *par nous-même et non par les livres,* leurs effets dans leur application par la voie de l'estomac et par la méthode endermique.

Les maladies des yeux, comme les moins avancées et les moins accessibles, en apparence, à l'action des médicaments, sont les premières que nous avons soumises à des traitements *rationnels* et *endermiques,* nous les avons publiées.

Faisons observer que toutes ces recherches, toutes ces études, toutes nos réflexions et observations n'ont eu pour résultat que de nous ramener aux principes de l'école *Hippocratique*, à ceux de Sydenham, de Boerhaave, de Bordeu, de Barthéz, etc., c'est-à-dire aux principes de l'école *rationnelle* ou *empirique*.

Nous confessons LE VITALISME ; le vitalisme d'Aristote, comme celui de saint Paul (*In Deo vivimus, movemur et sumus*), et l'EMPIRISME *hippocratique*, c'est-à-dire l'étude, l'observation, la réflexion et l'expérience appliquées à la médecine : Nous repoussons les théories et le matérialisme des organiciens surtout, qui ne voient dans le corps humain qu'une *mécanique* mise en jeu par un effet sans cause, l'*Augmentation de l'action organique*.

Au lieu de consumer un temps précieux dans des Etudes ingrates, il eût été assuré- ment plus avantageux pour nous de nous livrer à quelque spéculation scientifique dans le goût des théories du jour, nous y aurions trouvé gloire et profit. Nous avons préféré obéir à la loi du devoir et du droit, heureux si cette publication peut contribuer à ramener les praticiens laborieux et *étrangers aux ambitions scientifiques*, à des idées curatives plus rationnelles, et éclairer quelques malades intelligents sur leur véritable position (1).

(1) Nous avons été aidé dans notre travail par les conseils de M. le Dr Palmier, notre ami, dont la pratique se trouvait depuis longtemps d'accord avec les principes que nous professons dans ce mémoire.

PRÉCIS

DE

MÉDECINE RATIONNELLE

ET DE

THÉRAPEUTIQUE ENDERMIQUE ET SPÉCIFIQUE.

INTRODUCTION.

La médecine endermique n'est point un système, une théorie : tous les systèmes, toutes les théories médicales sont tombées les unes sur les autres et les unes après les autres, laissant l'art de guérir un peu moins avancé de nos jours qu'il ne l'était assurément du temps de ce vieillard de Cos, dont le bon sens sublime et la sublime raison n'ont pris pour guide que l'étude, l'observation et l'expérience.

La médecine a été successivement populaire, sacerdotale, mystérieuse, externe. La médecine interne n'est venue que sept cent cinquante ans environ après le siége de Troie (Pline, *Histoire natur.*, chap. XXIV), puis la médecine a été empirique (1), c'est-à-dire fondée sur l'expérience et le raisonnement, sous Hippocrate ; puis dogmatique, et tombant sous l'influence des faux systèmes philosophiques, elle devint méthodique, pneumatique, humorale, astrologique, chimique, mécanique, mathématique, animiste, vitaliste, browniste, électro-chimique, magicienne ou magnéticienne, organiciste, broussaïsiste ou inflammationnaire, homœopathiste enfin.

Il sera toujours impossible d'établir aucune théorie générale, aucun système en médecine, parce qu'on ne parvient pas à réunir en corps de doctrine et synthétiser des effets opposés qui se produisent sous l'influence d'une même cause. Les agents de la nature externe qui entretiennent la vie et fournissent au développement organique ne sont-ils pas les causes des maladies ? Les mêmes agents ou substances

(1) Les Théoriciens, les Systématistes, les Utopistes, en gens d'esprit ennemis du raisonnement et de la raison, ont fait du mot *empirisme* le synonyme de *charlatanisme* (εμπειρα, en grec, veut dire expérience). Hippocrate était un *empirique* raisonneur ; Sydenham, Boerhaave, Bordeu, Barthez, etc. étaient *empiriques*. L'Ecole de Montpellier a toujours été *empirique*, et c'est là son plus beau titre de gloire : *Olim coüs nunc*, etc.

thérapeutiques qui modifient favorablement l'organisme et procurent la guérison des maladies ne sont-ils pas, par la continuité seule de leur action ou l'inopportunité de leur application, des causes de trouble et d'altération dans les organes ?

L'esprit de système et d'hypothèse a été tellement fatal à l'art de guérir, qu'il n'y a pas une seule *vérité curative* qui ne soit due à l'*empirisme* et qui n'ait été, à son apparition, insultée, calomniée et persécutée par l'esprit de système.

Lorsque Fagon soutint, en présence de la Faculté, pour la première fois, dit Fontenelle, la thèse de la circulation du sang, les vieux docteurs donnèrent des éloges au récipiendaire et convinrent que, *pour un aussi étrange paradoxe,* il ne s'en était pas mal tiré !...

Puisque le bon sens ou l'instinct de ce qui est vrai et la raison, qui est la confirmation de l'instinct, sont les seules lumières données à l'homme pour se diriger dans la carrière *intellectuelle, morale, physique et même médicale* de la vie, prenons notre raison à deux mains et soumettons à cette *pierre de touche divine* les phénomènes de la vie, de la santé et de la maladie, et pesons dans la balance de leurs effets la valeur des moyens, des agents et des sub-

stances thérapeutiques, sans acception de théories, de systèmes, d'hypothèses et de doctrines.
*Rationes etenim sunt, non solum numerandæ sed
etiam ponderandæ.*

CHAPITRE PREMIER.

DE LA MÉDECINE ENDERMIQUE.

La médecine endermique est l'art de prévenir, diminuer, ou guérir les maladies à l'aide de l'hygiène, de la diététique, ou régime de vie, et de l'application des agents ou substances médicamenteuses par la voie de l'absorption.

Il y a deux sortes d'absorption, une interne ou alimentaire, qui s'opère par l'entremise de l'estomac et du tube intestinal; l'autre externe, qui s'opère par la peau.

Sous le nom d'aliments, elle comprend toutes les substances *alibiles*, c'est-à-dire qui peuvent servir à la nutrition; elle donne le nom de médicaments à celles qui, par leur nature, ne peuvent se prêter aux phénomènes de la nutrition et de l'assimilation.

La médecine endermique fait servir les agents naturels, les aliments et les médicaments à procurer la guérison des maladies.

Les aliments, elle les administre par la voie de l'estomac pour en obtenir des effets curatifs ultérieurs et généraux; les médicaments (les poisons sont des médicaments qui, à dose déterminée, peuvent donner la mort), elle les confie à l'action des absorbants externes pour être introduits, *directement et sans danger*, dans les organes et y produire des effets propres à seconder le travail de la réaction organique ou générale.

Par guérison, on entend le rétablissement des fonctions de l'économie, dont le trouble constitue ce qu'on appelle la maladie.

La médecine endermique est *hippocratique*, c'est la science et l'étude des faits soumises au jugement de la raison, en vue de la reproduction des mêmes faits (guérison) par tous les moyens propres à les produire.

La médecine endermique considère tous les agents curatifs comme des *spécifiques* (1), dans l'acception naturelle et grammaticale de ce mot, c'est-à-dire qu'elle les prend tels qu'ils sont et

(1) Le mot *spécifique*, de *species*, apparence, chose visible ou sensible, a été, comme le mot *empirisme*, détourné de sa signification naturelle ; il n'y a pas en médecine d'agent spécifique en ce sens qu'un médicament seul ne peut produire par lui seul, et dans tous les cas, tous les effets nécessaires à la guérison d'une maladie ; mais toutes les substances thérapeutiques sont des *spécifiques* en ce sens qu'elles produisent *toujours dans certaines circonstances* un effet sensible de leur action et toujours le même.

les juge d'après l'effet que chacun procure *sous sa main.*

Maîtresse d'en diriger l'action, elle ne les met en œuvre que dans la certitude rationnelle et morale d'en obtenir des résultats mesurés et prévus.

La médecine endermique n'introduit dans l'estomac *aucune* substance *rebelle, hostile ou vénéneuse,* et procure des résultats prompts, directs et toujours exempts des dangers et des accidents qui suivent *nécessairement* leur ingestion dans cet organe.

Enfin, la thérapeutique n'étant et ne pouvant être que l'art de seconder les efforts que fait la nature pour guérir les maladies, seule la Médecine endermique, loin de chercher à la soumettre à des lois, s'applique à suivre les mêmes moyens et les mêmes voies régulières pour parvenir à ce but.

La vie n'est, en résumé, qu'un fait, c'est-à-dire le développement simultané des organes en même temps que l'accomplissement des fonctions qu'ils sont destinés à remplir.

Ce développement se fait en vertu d'un principe ou force à laquelle Aristote le premier, croit-on, a donné le nom de force ou *principe vital* (1).

(1) Qu'est ce que le Principe vital ? Dieu prit du limon de la terre et souffla dessus pour l'animer... Cette défini-

C'est cette même force qui, après avoir imprimé l'impulsion au développement des organes, sert à l'entretien de leurs fonctions, *balancée* par la force ou la puissance des agents externes et *limitée* par elle.

Ainsi deux forces, l'une première, qui meut la matière, l'autre secondaire, qui l'altère, produisent tous les phénomènes de la vie.

La cessation de l'action de cette force vitale, c'est la mort! c'est la matière livrée désormais *sans défense* à l'influence des agents extérieurs, et retombée sous l'empire absolu des lois physiques ordinaires dont seule la force vitale les préservait.

Tant que l'antagonisme entre la force vitale et l'action de la nature externe se maintient d'une manière égale (*équilibre*), les phénomènes de développement et de fonctions organiques suivent régulièrement leurs périodes (*santé*); dans les cas contraires, il y a trouble des fonctions, sans ou avec altération des tissus ou des fluides (*maladies*).

LA MALADIE est *l'ensemble des phénomènes qui se produisent dans l'économie sous l'influence des*

tion vaut assurément mieux que le matérialisme de l'Ecole physiologique qui rapporte tous les phénomènes de la vie à *l'action organique.*

*causes morbides d'un côté, et de la réaction de
la force ou principe vital de l'autre.*

L'action de la force vitale et celle des agents
extérieurs s'exerce par l'entremise du système
nerveux, ou mieux à l'aide de l'exquise sensibilité dont le tissu nerveux est *naturellement*
doué.

Cette sensibilité, susceptibilité, excitabilité
attachée au tissu nerveux, est ce qui rend les
corps organisés susceptibles d'être influencés
par la force vitale d'un côté, et la nature externe de l'autre; de là résultent tous les phénomènes qui maintiennent ou altèrent la santé.

Les divers organes du corps humain ne for-
mant qu'un tout, et chaque partie de ce tout
concourant à la conservation de ce tout, les
mêmes influences les rendent SOLIDAIRES.

La force vitale étant toujours nécessairement
la même, puisqu'elle a préexisté ou coexisté du
moins avec les premiers éléments de la trame
organique ou de leur développement, les maladies ne *peuvent être* que la suite de l'action ou
influence que les agents de la nature externe
exercent sur le système nerveux et par suite sur
la force vitale modifiée, non dans son principe,
dans sa nature, mais dans ses effets sur certaines parties de l'économie.

Le corps humain se compose de solides et de fluides *réunis* en systèmes et en organes.

Un système est un ensemble d'organes *identiques*, destinés à remplir les mêmes fonctions dans les différentes parties de l'économie.

Les organes, composés des mêmes éléments, des mêmes tissus que les systèmes, fonctionnent diversement, mais toujours sous leur influence.

Les fluides parcourent et ces systèmes et ces organes.

Toutes les maladies consistent donc : en des troubles ou modifications dans les fonctions des divers systèmes, des divers organes, enfin dans des troubles dans la circulation des fluides et l'altération des éléments qui les composent (sans ou avec altération des tissus).

Quelles sont ces fonctions des systèmes, des organes, des fluides? vers quel but tendent-elles? La *nutrition*. Où se passent les phénomènes de la nutrition, qui consistent dans un travail d'assimilation, d'un côté, et d'élimination, de l'autre? Dans le système cellulaire et lymphatique *intermédiaire* aux artères et aux veines. Que sont donc ces systèmes, ces organes, ces fluides? Des agents. Que résulte-t-il de leur action combinée? La nutrition. Et de la nutrition? Tous les phénomènes de la vie.

Le système cellulaire *intermédiaire* est donc

celui dans lequel se passent tous les phénomènes de la nutrition et de la vie ; dans les autres systèmes, dans tous les organes, celui qui procède à la sécrétion diverse des fluides, etc. Il apparaît au médecin philosophe que l'étincelle échappée au souffle divin dans la création du premier homme, a appelé à elle une molécule matérielle primitive, à laquelle elle a communiqué un principe ou force de développement que les agents extérieurs ont été chargés de favoriser et de continuer par la suite.

Nous avons donc à faire l'histoire analytique des maladies dans les divers systèmes de l'économie, dans les divers organes et dans les divers fluides. Nous allons commencer par traiter des causes des maladies.

CHAPITRE II.

DES CAUSES DES MALADIES.

Tous les agents de la nature qui contribuent à la formation et au développement du corps humain, ces mêmes agents sont les causes des maladies.

Nous divisons les causes générales des maladies en :

Prédisposantes ou héréditaires ;

Externes et internes ;

Générales et locales ;

Morales ou passionnelles ;

Enfin psoriques, virulentes ou typhoïques.

Les causes héréditaires des maladies sont la suite des dispositions passives transmises des pères et mères aux enfants.

Les enfants n'apportent point en naissant le *germe* d'une affection ; mais comme ils héritent des traits du visage, ils tiennent aussi plus ou moins de la constitution des parents, des mêmes défauts d'organisation et surtout de la viciation des fluides ou humeurs.

La syphilis ainsi transmet les scrofules, quand elle ne se transmet pas directement.

Les scrofules, la phthisie, la goutte, la gravelle, les dartres, etc., sont le plus souvent la suite de dispositions morbides transmises des parents aux enfants.

Les phthisiques futurs n'ont point en naissant de tubercules dans les poumons; mais, élevés dans les conditions sous lesquelles les parents ont succombé à cette affection, ils y succomberont nécessairement.

Les causes externes des maladies sont l'air, l'eau, le froid, le calorique, la lumière, l'électricité, etc.; les causes internes, les aliments, les virus, etc.

Par causes générales, nous entendons celles qui agissent sur tout un système, bien qu'un seul point puisse être primitivement affecté.

Les causes locales agissent sur un tissu, un organe, etc.

Les causes morales ou passionnelles ont dans la production des maladies une influence d'autant plus fâcheuse que, suspendant les fonctions nerveuses d'abord dans les plexus de la vie de nutrition, elles réagissent de l'estomac sur le cerveau, le foie, etc., et entraînent par suite des accidents dont il est rarement au pouvoir du médecin de suspendre ou faire cesser *la cause*.

Causes psoriques des maladies.

Sous le nom de causes ou principes PSORIQUES des maladies, nous comprenons généralement tous les agents qui *altèrent ou vicient* les *éléments* des divers fluides, soit à la manière des virus, soit à la manière des miasmes typhoïques, soit enfin à la manière des produits de la fermentation phlegmasique.

Chaque système, avons-nous dit, est parcouru par des fluides qui lui sont propres : le système artériel par le sang rouge, les veines par le sang noir, les nerfs par le fluide nerveux, les vaisseaux absorbants par la lymphe ou le sang blanc, les membranes séreuses par la sérosité, modification secondaire du fluide lymphatique; les membranes muqueuses par des sécrétions glandulaires, etc. Des systèmes, tous ces fluides pénètrent les organes, se mêlent pour la production des sécrétions ou fonctions propres à chacun, dans le but de la conservation et de l'entretien de la vie.

Par suite de causes générales, externes, internes, héréditaires, occasionnelles, etc, tous et chacun de ces fluides peuvent subir des troubles dans leur circulation (voir au chapitre des fluxions), ou des altérations diverses dans les éléments qui les composent. Il suffit même que le mouvement qui les agite soit pendant quelque temps suspendu, pour que se produise la division moléculaire, le développement de nouveaux principes par suite du mélange ou de la fermentation de ces éléments divers.

C'est ce qui arrive dans toutes les maladies auxquelles la médecine actuelle donne le nom d'inflammations *chroniques*.

La malpropreté, le séjour dans un lieu humide et froid ou miasmatique, une nourriture mal saine, des viandes gâtées ou faisandées, d'animaux tués malades ou charbonneux, des substances végétales putrescibles, le rapport des sexes dans certaines conditions, la viciation des éléments atmosphériques, le contact avec des personnes atteintes de dartres, de la gale, du scorbut, de la syphilis, etc., sont des causes de maladies *psoriques* ou dépendantes de l'altération des fluides par l'action d'un vice, virus, typhus ou agent désorganisateur et septique.

Ainsi parmi les causes psoriques de l'altération des fluides, il faut distinguer celles qui sont dues et se développent sous l'influence des accidents phlegmasiques; celles qui sont produites par le contact immédiat, *virus*; celles enfin qui proviennent de l'action des agents septiques, miasmatiques, pestilentiels, dont l'air est le véhicule.

Tous ces agents agissent avec plus ou moins de rapidité, et occasionnent des désordres plus ou moins graves selon les dispositions organiques individuelles. Certaines constitutions, celles surtout dans lesquelles prédomine la tonicité du système *nutritif*, n'en sont point ou en sont peu affectées, le travail économique suffit à les éliminer. Dans les prédominances lymphatiques, molles, asthéniées, ces éléments impurs rencontrent des éléments sympathiques qui augmentent leur nocuité. La nature cherche à en débarrasser l'économie, à leur ouvrir toutes les voies d'expulsion. à la fois et tour à tour, elle réussit quelquefois, et malgré les accidents les plus graves les maladies se terminent heureusement. Dans d'autres circonstances, tous ces efforts naturels sont impuissants ; la psore est rejetée tour à tour des muqueuses inhabiles vers la peau et les organes excréteurs ; mais sans cesse résorbée par les absorbants et réintégrée, elle va subir des fermentations toujours plus actives dans les systèmes glandulaires surtout, et chassée sans cesse vers les organes éliminateurs y détermine des érosions ou désorganisations diverses ; *points, taches, boutons, plaques, pustules, phlegmons, fis-*

sures, *ulcères* ou *déchirures*, *végétations*, *squirrhes*, *cancers*, *carcinômes*, etc.

Les psores, les virus, les éléments typhoïques se portent les uns ou les autres de préférence sur certains fluides. Le scorbut altère le sang, le virus rabique le fluide nerveux ; l'élément tuberculeux, le fluide lymphatique ; l'élément goutteux, le fluide séreux, etc.

Tous subissent *l'incubation*, ou la fermentation (*coction*) avant de faire *explosion*.

CHAPITRE III.

DES SYMPTÔMES DES MALADIES.

Les symptômes ou signes des maladies ou des troubles dans les systèmes, les organes et les fluides, servent à en faire reconnaître la nature et le siége.

Chaque sytème, chaque organe, chaque tissu, chaque fluide présente des symptômes particuliers.

Il n'y a point de maladie sans symptômes, et l'absence de symptômes en est un.

Les symptômes témoignent cependant plus des affections organiques que des affections générales.

CHAPITRE IV.

DES PRÉDOMINANCES CONSTITUTIONNELLES.
(TEMPÉRAMENTS.)

Par constitution, prédominance, tempérament, on entend le développement supérieur, l'exagération d'un des systèmes principaux ou secondaires de l'économie.

Cette prédominance native est la suite de l'influence des causes générales sur la constitution des parents.

Les principaux systèmes sont :

Le système *cellulaire* ou *lymphatique* ;

Le système *nerveux* ;

Le système *artériel* et *veineux ;*

Dont les systèmes *muqueux, cutané, séreux, fibreux, musculaire, cartilagineux, osseux,* etc., ne sont que des dépendances.

Quelques physiologistes ont prêté aux sécrétions bilieuses l'importance d'un système à cause de l'influence qu'elles exercent sur les effets moraux.

Il ne peut se produire, par suite de la solidarité qui lie les parties de l'organisme, de trouble de fonctions dans un système, et surtout dans un des principaux, qui ne réagisse d'une manière plus ou moins active sur les autres d'abord, et par suite *sur les organes* placés sous leur dépendance, ou soumis à leur influence. Il en est de même des fluides, quand un d'eux est vicié dans ses éléments et que le travail naturel est impuissant à en procurer de suite l'élimination.

La prédominance d'un système ne s'exerce qu'aux dépens d'un autre, et par suite, de tous les autres. Ainsi la prédominance lymphatique opprime le système artériel, puis le système nerveux, etc.

La prédominance d'un système dispose au genre de maladies qui lui sont propres, c'est-à-dire, qui sont l'effet de ce développement supérieur.

Ces divers systèmes sont composés, avons-nous dit, de tissus identiques parcourus par des nerfs, des artères, des veines, des lymphatiques, etc., qui les rendent solidaires des affections dont chacun peut être le siége.

En général, les maladies prennent le caractère de la prédominance constitutionnelle.

Une affection légère dans un tissu, dans un organe, se complique aussi d'une affection consécutive dans tout un système, et *vice versâ*.

La médecine endermique s'applique surtout à faire prédominer, comme moyen *préventif*, le système opposé à celui qui exerce une pression trop forte sur l'économie. Elle imite en cela la nature, qui prépare de loin l'équilibre, et pour le maintenir entre les systèmes, après avoir fait dans l'enfance prédominer le système nerveux (*cérébral*), lui oppose à la puberté le développement et l'influence du système artériel (*sexuel*), et oppose ensuite à ces deux, dans l'âge mûr, le système *veineux*, et enfin dans la vieillesse, laisse agir le système lymphatique, ce *pourvoyeur naturel de la mort...*

CHAPITRE V.

DES AFFECTIONS DES DIVERS SYSTÈMES.

Les maladies n'étant, sous l'influence des causes signalées, que la suite de troubles dans les systèmes, dans les organes et les fluides qui les composent et les parcourent, il est logique d'exposer d'abord quels troubles se produisent dans les systèmes. Nous exposerons ensuite quels troubles se produisent dans les organes principaux, sans ou avec altération des tissus ; enfin, quelles altérations subissent les fluides, et quelles maladies entraîne la viciation de leurs éléments. Cette classification des maladies est simple, logique et naturelle.

Pour marcher avec ordre à la recherche de ce qui est, c'est-à-dire de la vérité, dans les phénomènes morbides, établissons d'abord que, sous l'influence de n'importe quelle cause pathologique, un système comme un organe, étant un composé de divers tissus, ne peut subir de trouble dans ses fonctions, sans qu'il se soit produit des troubles dans les fonctions d'un ou de plusieurs des systèmes auxquels appartiennent les tissus qui les composent. Il faudra donc rechercher d'abord dans la texture et la composition d'un système, les raisons de la préférence des causes morbides : comme il faudra rechercher dans la texture et la composition des organes et l'altération des fonctions auxquelles ils procèdent, la raison des affections qu'ils éprouvent.

Ainsi les maladies sont de causes primitives, consécutives, secondaires, métastatiques, etc., etc.

Mais avant d'entrer dans des considérations étiologiques, symptômatiques et thérapeutiques, que nous ne pouvons séparer, exposons la théorie de l'école et de la pratique actuelles, celle dont la réfutation fait le sujet de ce mémoire.

CHAPITRE VI.

DE L'ORGANICISME ET DE LA THÉORIE DE L'INFLAMMA-
TION, SELON L'ÉCOLE DITE PHYSIOLOGIQUE.

Dans tous les siècles, les théoriciens ont été dominés, soit par les idées philosophiques, soit *instinctivement* par les prédominances générales morbides. La constitution d'un peuple se modifie et change comme la constitution d'un individu, sous l'influence des causes que nous avons signalées. Le travail intellectuel, dans le grand siècle de Louis XIV, a fait prédominer les affections cérébrales ; le libertinage, sous Louis XV, a poussé à la prédominance d'autres maladies ; les affections morales, dans les mauvais jours de la révolution première, ont réagi sur les centres nerveux de la vie végétative (*sentiments*), et par suite sur le cerveau. Sous l'Empire, la vie des camps a fait prédominer les affections rhumatismales et goutteuses, et de nos jours encore, tous les vieux généraux du Gymnase, du Vaudeville, du Théâtre-Montpensier, etc., sont sous l'influence des mêmes accidents morbides (1). Aussi la théorie des fièvres régnait-elle souveraine sur le monde médical à l'époque où Broussais publia le *Traité des phlegmasies chroniques*. Toutes les maladies alors étaient des fièvres : les affections du cerveau, fièvres cérébrales ; celles des poumons, fièvres pulmonaires ; celles du foie, fièvres bilieuses ; celles de l'estomac, fièvres gastriques, etc., etc. La fièvre, cet être FANTASTIQUE (QUI N'EXISTE PAS), *était alors regardée comme la cause de toutes les maladies*. Broussais y substitua L'INFLAMMATION. Au milieu de cette logomachie scolastique, en effet, il rappela ce principe : *Il n'y a pas de maladie sans altération dans l'organisation* ; mais, au lieu de déduire les conséquences *générales* de cette proposition *générale*, théoricien illogique, il n'en tira que la proposition suivante : LA PLUPART *des maladies commencent par un accroissement de l'action organique* (2), *l'accroissement de l'action organique produit l'irritation, et l'irritation produit l'inflammation* ; et les CARACTÈRES DE L'INFLAMMATION sont : la *tumeur*,

(1) Etudiez l'influence des causes *morales*, et vous aurez la raison des révolutions passées et de celles qui fermentent.

(2) Qu'est ce que *l'action organique*? Broussais qui, en médecine du moins, était *matérialiste*, a préféré admettre un effet sans cause, qu'admettre le *Principe vital*.

la *rougeur*, la *chaleur* et la *douleur*. Il est vrai qu'il n'y a pas de maladie sans altération dans l'organisation; mais il n'est pas vrai que l'accroissement de l'action organique soit la cause de l'irritation; c'est, au contraire, l'éréthisme ou surexcitation de la sensibilité nerveuse qui est la *cause* de l'accroissement de l'action organique. Il est faux encore que l'irritation produise DANS LA PLUPART DES CAS L'INFLAMMATION, avec les caractères que lui assigne Broussais, la *tumeur*, la *rougeur*, la *chaleur* et la *douleur*.

Ainsi l'irritation du tissu nerveux se produit dans toute une classe de maladies, *les névroses*, sans les autres caractères de l'inflammation, la douleur exceptée.

Les maladies primitives des systèmes lymphatique, séreux, celles de nature asthénique, et les affections passées à l'état chronique, ne sont point accompagnées des quatre caractères qui, selon Broussais, constituent l'*inflammation*. La tumeur, la rougeur, la chaleur et la douleur sont des symptômes qui n'accompagnent *nécessairement* que les affections primitives où secondaires du système artériel *toujours*, et du système nerveux *quelquefois*.

La douleur est un caractère *propre*, un *symptôme* relatif au système nerveux SEUL dans toute l'économie.

La tumeur, la rougeur et la chaleur sont un *triple et unique symptôme* relatif et *propre* au système artériel.

Tumeur, effet de l'accumulation du fluide sanguin.

Rougeur, effet de la coloration par le sang.

Chaleur, dégagement plus considérable de calorique par suite de l'accumulation des molécules artérielles.

D'où il suit que la tumeur, la rougeur et la chaleur sont des effets qui appartiennent au *système artériel*, comme la douleur appartient au *système nerveux*.

La théorie de Broussais, ou l'*organicisme*, réunit donc, pour former les caractères de L'IN-FLAMMATION, *la douleur nerveuse et un triple et unique symptôme qui appartient en propre au système artériel.*

Par quelle étrange hallucination théorique un homme tel que Broussais et tous ceux de son école, dont le mérite supérieur est assurément incontesté, ont-ils pu chercher à établir un système général de thérapeutique sur un symptôme d'éréthisme nerveux et un triple et unique symptôme de surexcitation du système artériel, non essentiellement liés entre eux? Comment n'ont-ils pas compris et saisi, du premier coup d'œil, qu'il n'était pas possible d'isoler l'irritation ner veuse et artérielle des phénomènes immédiats et consécutifs qu'elle traîne *nécessairement toujours* à sa suite, des accidents qui se produisent dans les systèmes cellulaire, lymphatique, veineux? Est-ce que l'irritation se borne jamais à ne produire que la *tumeur*, la *rougeur*, la *chaleur* et la *douleur*? Ces effets n'entraînent-ils pas toujours des troubles concomitants? L'engorgement des tissus cellulaires intermédiaires aux artères et aux veines, la suspension de toutes les fonctions *intimes*, le passage du sang rouge dans les vaisseaux blancs, le mélange de ces fluides, des produits fermentescibles ou putrides, par suite des dépôts de matières albumineuses, séreuses, fibrineuses; l'induration, le passage à l'état chronique, etc., etc.

Comment la théorie de l'inflammation, qui, *rationnellement*, ne conduit qu'à l'indication des moyens propres à combattre les *congestions artérielles sanguines* (il y a, avons-nous dit, presque toujours quelque chose de vrai dans les théories) de cause primitive, est-elle devenue une doctrine? Comment cette doctrine est-elle professée par l'École de Paris et généralement mise en pratique? C'est sans doute qu'on a pensé que la doctrine de l'inflammation valait *un peu mieux* que celle des fièvres qui l'a précédée... et qu'on a voulu établir un système.

Aussi la médecine actuelle (1) est-elle la médecine de l'*inflammation*, c'est-à-dire la thérapeutique de la *tumeur*, de la *rougeur*, de la *chaleur* et, croit-elle, de la *douleur*, groupant autour des saignées générales et locales quelques semblants de médecine *chimique*, de médecine *dérivative*, de *pharmacologie* et de *chirurgie*, qu'elle applique sous la préoccupation de l'idée étroite qui la domine, ne faisant (*quand elle est logique*) que la thérapeutique des *symptômes* de l'inflammation, ne voyant dans les maladies *aiguës* que des inflammations, dans les maladies *chroniques* que des inflammations *chroniques*, et travaillant toujours à guérir les inflammations *chroniques* par les moyens qui ont été impuissants à guérir même les *inflammations aiguës*.

Quels avantages les praticiens et le public ont-ils retirés de cette théorie qui a substitué l'inflammation à la fièvre, qui a restreint les idées curatives générales à la proportion de l'inflammation, les renfermant dans le cercle impuissant des ambitions chimiques et chirurgicales, entraînant l'abus des saignées et de la diète, l'oubli de ces grands principes de méde-

(1) Nous parlons de la pratique générale actuelle, à laquelle *heureusement* il y a d'honorables, mais très rares exceptions.

cine et de thérapeutique générale *causaliste*, produisant enfin, en témoignage de son impuissance et de son hostilité, ces affections *chroniques, réfractaires, désorganisatrices ;* qu'impuissante, elle passe aux mains de la chirurgie, plus impuissante et plus hostile encore ?...

Des hommes sérieux, des hommes honnêtes, des savants qui, pendant vingt ou trente ans, ont sucé le lait de sa doctrine et de sa pratique, rencontrent un jour sur leur chemin, *par hasard, un globule homœopathique inerte*, s'arrêtent, le ramassent, et le mettant dans la balance de leur raison, opposé à la théorie de l'inflammation et à ses effets, ils donnent à ce dernier la préférence!... et le public va consulter les somnambules! *O vanas hominum mentes!* C'est qu'il *n'y a pas de théorie possible* en médecine, *pas plus qu'en thérapeutique*, les mêmes causes et les mêmes agents curatifs produisant deux effets contraires, un de vie, un de mort, qu'il sera à jamais impossible de réduire en corps de théorie et de doctrine.

CHAPITRE VII.

DES AFFECTIONS DU SYTÈME NERVEUX.

Tant que le fœtus est renfermé dans le sein maternel, le système cellulaire prédomine en lui et ses nerfs ne ressentent qu'à travers les organes qui le protègent l'influence des agens extérieurs. A la naissance le système nerveux, déjà préparé cependant, subit tout à coup de si rudes impressions que les cris jetés par l'enfant témoignent des sensations qu'il éprouve.

Dès ce moment le système nerveux domine tous les actes de la vie de relation et de nutrition que continue à accomplir le système cellulaire sous l'influence du système nerveux et de celle des agents de la nature externe. C'est pourquoi nous les plaçons en première ligne dans cette nosographie analytique.

Pour comprendre ce qui va suivre, il est important de bien se pénétrer de ce fait; 1° que le système lymphatique ou cellulaire, que nous ne séparons pas, est le premier élément qui apparaît dans la formation du fœtus ; 2° que les systèmes

artériel, nerveux et veineux qui lient l'enfant
à la mère par le cordon ombilical et produisent
les phénomènes *secondaires* de nutrition et de
développement, n'apparaissent que hors de
l'ovaire, et comme des dépendances du globule
primitif; d'où il suit que le tissu cellulaire est le
premier de tous les éléments organiques, celui
qui contient tous les autres; que les systèmes
nerveux, artériel et veineux n'en sont que des
dépendances, enfin que par le système cellulaire tous les organes de l'économie se sont formés, développés, nourris et maintenus dans
l'exercice de leurs fonctions; seulement à la
naissance au lieu de procéder par lui-même ou
par *endosmose* comme dans le berceau utérin, le
tissu cellulaire remplit les mêmes fonctions sous
l'influence du système nerveux,

Le système nerveux se compose du cerveau,
du cervelet, de la moelle épinière, de la protubé-
rance cérébrale et de quarante-deux paires de
nerfs ou cordons nerveux qui se distribuent à
tous les organes et vont s'épanouir dans la peau.

Une substance grise et blanche constitue la
pulpe nerveuse dans le cerveau, la moelle épinière, les cordons nerveux; un fluide, le fluide
nerveux circule dans le *canal* nerveux, comme
le sang, la lymphe, etc., dans les tuniques qui les
renferment.

Trois membranes enveloppent le cerveau superposées, une *fibreuse*, une *séreuse*, la troisième *vasculaire*.

Une seule membrane de nature fibreuse enveloppe les cordons nerveux.

Le système nerveux reçoit des vaisseaux artériels, veineux, lymphatiques, ou du moins la trame cellulaire qui soutient la pulpe nerveuse supplée dans le cerveau, aux vascularités exhalantes et absorbantes, dont le scalpel ne démontre pas la présence, ce qui est la même chose.

Le système nerveux est le siège de la sensibilité et par suite de *la douleur*. Il se divise en deux ordres, celui de la vie de relation qui appartient au cerveau, celui de la vie de nutrition qui appartient aux poumons, au cœur, à l'estomac, au foie, aux intestins, à la vessie, etc. reliés entre eux par les nerfs de la vie végétative.

Le système nerveux cérébral domine toutes les fonctions : le système nerveux de la vie végétative ne réagit sur le cerveau que dans la mesure de l'intensité des affections qu'éprouvent les organes où il se distribue.

Le système nerveux étant l'intermédiaire entre la *force vitale* et la force des agents extérieurs, où il n'y a point de nerfs, il n'y a point de sensations, partant point de *douleur :* aussi les organes ou les membranes qui ne reçoivent que peu de nerfs sont-elles presque insensibles à l'état normal.

Les ganglions nerveux sont de petits organes de forme arrondie, destinés à l'élaboration du fluide nerveux. Ils ont la même analogie fonctionnelle que celle des glandes du système lymphatique.

Le système nerveux peut être primitivement affecté dans sa substance propre, dans les membranes qui l'enveloppent, les systèmes qui les composent et les pénétrent, dans le cerveau, le cervelet, la moelle épinière, les cordons nerveux etc., enfin dans le fluide qui le parcourt.

Les causes primitives des maladies du système nerveux sont celles qui directement troublent les fonctions que chaque partie du cerveau est destinée à remplir, ainsi que celles du cervelet, de la moelle épinière et des cordons nerveux.

Les indications thérapeutiques générales dans la généralité des affections du système nerveux, consistent à modérer l'éréthisme dans les maladies de cause irritative, à surexciter au contraire la sensibilité dans les maladies de cause asthénique ou affaiblissante à l'aide des moyens et agents spécifiques convenables.

CHAPITRE VIII.

DES MALADIES DU CERVEAU OU ENCÉPHALE, MAUX DE
TÊTE, MIGRAINES, NÉVROSES, NÉVRALGIES,
CÉRÉBRITE, APOPLEXIES, ETC.

Le cerveau, composé de deux substances, l'une blanche, l'autre grise, et superposées, est recouvert de trois membranes, une qui pénètre ses anfractuosités de nature *vasculaire*, la pie-mère; une seconde de nature *séreuse*, l'arachnoïde, et une troisième qui recouvre la seconde, de nature *fibreuse*, la dure-mère:

Le cerveau reçoit des artères, des lymphatiques et des veines. C'est l'organe qui *fonctionne l'intelligence*, le *sentiment* et le *mouvement*. Il met l'individu en rapport avec les objets extérieurs et avec lui-même, il transmet et reçoit toutes les sensations. C'est le cerveau qui dans les *couches optiques* voit au moyen de l'œil, qui entend, à l'aide de l'appareil auditif, qui touche à l'aide des cordons nerveux qui vont s'épanouir à la peau, qui sent et goûte, par l'entremise des nerfs qui se distribuent à l'appareil olfactif et à la langue.

Le cerveau domine également tous les actes de la vie de nutrition, et bien qu'il paraisse inattentif, à l'état normal, aux fonctions des organes de la vie végétative (les poumons, l'estomac, le foie, les intestins, la vessie etc.), il exerce sur eux une influence qui se révèle sitôt que ces organes éprouvent un certain trouble dans leurs fonctions.

L'éréthisme ou la surexcitation nerveuse ou l'exaltation de la sensibilité dans le cerveau, comme dans tout le système nerveux, constitue cette sensation qu'on nomme *la douleur*.

La douleur est l'effet de la congestion du fluide nerveux.

Toutes les causes qui surexcitent les parties du cerveau qui fonctionnent l'*intelligence*, le *sentiment* et le *mouvement*; le travail excessif, les émotions, la fatigue musculaire extrême, etc.; entraînent des troubles *primitifs* dans le cerveau (maladies).

Les maladies des organes des sens, de l'œil, de l'oreille, et des organes de la vie de nutrition; les affections des systèmes artériel, lymphatique, veineux, réagissant sur le cerveau par suite de la nature même de leurs fonctions sont des causes d'altérations cérébrales secondaires ou consécutives.

Ainsi la prédominance nerveuse, les excitants alcooliques pris outre mesure, les poisons, les variations atmosphériques, les chagrins, les secousses provoquées par l'émétique, les rhumatismes, les dartres, la goutte, la suppression d'une hémorrhagie, etc., peuvent être des causes d'affections du cerveau.

Il faut bien distinguer les affections cérébrales primitives locales des affections cérébrales consécutives; dans le premier cas, la guérison doit être tentée dans le cerveau; dans les autres, par les organes ou les systèmes qui ont été les premiers le siége de l'affection,

Comment les maladies du système artériel, lymphatique, veineux, séreux, etc., peuvent-elles être la cause secondaire des affections du cerveau? Au moyen de la solidarité qui relie tous les organes.

L'apoplexie séreuse n'est pas autre chose qu'un trouble dans la circulation du fluide séreux, avec épanchement considérable (*fluxion*) de sérosité dans la partie de ce système qui recouvre la masse cérébrale.

Les névralgies cérébrales et autres ne sont pas autre chose que des affections intermittentes *rhumatismales* des systèmes lymphatique, séreux, portées sur le système nerveux, ou mieux sur la partie de ces mêmes tissus qui le recouvrent.

A part la douleur, qui est le symptôme de la surexcitation du tissu nerveux, chaque partie du cerveau témoigne, par le trouble des fonctions qu'elle est occupée à remplir, de l'influence de la cause qui l'agite; de là, l'exaltation des facultés intellectuelles, des troubles dans les organes des sens, dans le système musculaire de la vie de relation, engorgements lymphatiques, congestions artérielles, veineuses - par suite, épanchements, apoplexies, etc.

La médecine de l'inflammation comprend tous ces effets primitifs et consécutifs sous le nom d'*inflammation* du cerveau, et leur oppose les *saignées générales et locales, les applications de sangsues derrière les oreilles, la glace pour tempérer la chaleur; les sinapismes, les vésicatoires, les purgatifs, et le séton à la nuque.*

(Broussais, Roche et Samson; journaux de médecine, etc.)

La médecine endermique recommande de placer les malades hors de l'influence des causes, et les entoure de soins hygiéniques.

Elle oppose à la douleur les *spécifiques* propres à la calmer;

Aux congestions vasculaires sanguines, les

saignées et autres moyens révulsifs et non dérivatifs ;

Aux affections nerveuses dépendantes de celles
du névrilemme, les *spécifiques* propres à guérir les
maladies des systèmes lymphatique et séreux.

Elle rejette l'emploi *subit* de la glace, et ne
modifie que graduellement le dégagement du
calorique.

Lorsque l'affection cérébrale est dépendante
de celles des organes de la vie de nutrition, elle
calme la douleur dans le cerveau, et guérit la
maladie dans les organes qui ont produit la surexcitation cérébrale.

Enfin, la médecine endermique ne prévient
les apoplexies séreuses et sanguines que parce
qu'elle en reconnaît de loin les causes et possède
les moyens de les dissiper.

Enfin, la médecine endermique ne saigne pas
dans les attaques d'apoplexie *séreuse*, par la raison que les soustractions sanguines, dans ces
circonstances, ne font que favoriser les accidents congestionnels ; elle traite les systèmes
lymphatique et séreux.

Lorsque les affections actives du cerveau sont
passées à l'état chronique, la médecine actuelle
ne voit en elles que des *inflammations chroni-*
ques, et ne peut que revenir à la répétition des
mêmes moyens, plus sûrement impuissants en-

core. La médecine endermique, par les considérations que nous avons exposées à l'article des
fluxions, met en action toutes les puissances de
l'économie pour venir, à l'imitation de la nature elle-même, au secours de l'organe malade.

La médecine endermique ne professe point
qu'une diète sévère et absolue est un bon moyen
de procurer le rétablissement des fonctions.
Dans les maladies cérébrales de causes asthéniques, elle fait avec succès obstacle au dépérissement organique, et prévient ou éloigne la
paralysie.

D'où il suit que la médecine actuelle combat
l'inflammation aiguë ou chronique du cerveau,
et que la médecine endermique combat les causes et les effets, selon que cet organe est primitivement, secondairement, ou sympathiquement
affecté ; qu'elle agit sur l'organe même sans saignées dans le premier cas, et sur les autres organes et les systèmes dans les autres circonstances, ne recourant aux saignées générales et ré-
vulsives que comme moyen spécifique à opposer
aux *congestions artérielles sanguines* (FLUXIONS)
vers le cerveau.

CHAPITRE IX.

DES MALADIES DE LA MOELLE ÉPINIÈRE, MYÉLITE, RACHITIS.

Le rachitis est une maladie du système lymphatique et dépend de la prédominance des absorbants du tissu cellulaire intime des os. Cette affection est liée à une disposition générale lymphatique ; elle affecte les enfants de préférence : des soins hygiéniques et diététiques, aidés de quelques manœuvres et moyens mécaniques, concourent à la guérir vers la puberté.

Les causes les plus fréquentes des maladies aiguës de la moelle épinière, sont les affections du névrilemme (voir systèmes séreux, fibreux), les scrofules, les vices psoriques, etc.

Certains excès entraînent l'épuisement de la force tonique dans le tissu cellulaire intime et les nerfs de la moelle épinière par suite.

CHAPITRE X.

DES MALADIES DES NERFS, OU CORDONS NERVEUX.

L'accumulation du fluide nerveux sur un point ou un cordon nerveux, sans accidents consécutifs du système artériel (douleur), constitue ce qu'on appelle la *névrose*. La même disposition congestionnelle nerveuse, précédée ou accompagnée de congestions sanguines ou séreuses, muqueuses, etc., constitue la *névralgie*.

Les névroses ne sont que des *altérations*, ou *fluxions*, ou *congestions* du fluide nerveux sur un ou plusieurs nerfs.

Les névralgies ne sont que des affections primitives du névrilemme de nature rhumatismale. Les fonctions des cordons nerveux consistant à transmettre les sensations du cerveau à tous les organes, et les sensations des organes au cerveau, les tissus nerveux sont plutôt secondairement que primitivement affectés, et très rarement leur substance est le siége de la maladie. La

sciatique même n'est point une affection primitive du nerf sciatique, mais une affection du
système séreux portée sur le névrilemme. Les
oculistes, qui attribuent un si grand nombre
d'amauroses à la paralysie du nerf optique, ne
l'ont jamais établie simple, primitive et bornée
à la substance nerveuse. Dans les cas d'exostose
syphilitique ou mercurielle, la pression du nerf
optique peut produire la paralysie; mais la
cécité se dissipe avec le gonflement osseux.

La douleur nerveuse, déterminée par l'accumulation du fluide nerveux, *névrose*, cède à l'action des spécifiques et des révulsifs appliqués
par la méthode endermique. Les saignées, les
sangsues, sont contr'indiquées. Les névralgies,
maladies si fréquentes, ne cèdent qu'aux moyens
spécifiques propres à rétablir les fonctions des
systèmes lymphatique d'abord et séreux ensuite. Les saignées calment *seulement* les accidents congestifs.

La nature intermittente des névralgies, le
siége qu'elles occupent, les causes sous l'influence
desquelles elles se développent et s'exaspèrent,
le mode de leur terminaison, la puissance curative et rationnelle des moyens spécifiques,
prouvent assez que les névralgies sont des maladies des cordons nerveux dépendantes de troubles dans les fonctions des systèmes que nous

venons de désigner, et par suite dans le névrilemme.

La douleur nerveuse n'est que consécutive à l'affection rhumatismale locale.

Les névroses et les névralgies ne sont des affections rebelles et ne font le désespoir des médecins et des malades, que quand on prend *l'effet* pour *la cause*. La médecine actuelle traite les névroses comme les inflammations, débute par les saignées, c'est-à-dire par agir sur le *système artériel*, qui ne donne aucun signe de *rougeur*, *tumeur* et *chaleur*, pas même dans les maladies où la congestion du fluide nerveux sur le cerveau est telle, qu'elle suspend *toutes ses fonctions (catalepsie, épilepsie, etc.)*.

Le traitement des névroses varie d'après les causes qui les produisent. Les spécifiques qui calment les éréthismes nerveux, aidés des révulsifs, en triomphent facilement.

Les troubles dans la circulation du fluide nerveux, les surexcitations des plexus qui le sécrètent, la prédominance cérébrale, l'arrêt de développement du système artériel (sexuel), les congestions (fluxions) du fluide nerveux sur le cerveau, le cervelet, etc., sur les organes et les plexus de la vie végétative, constituent les *névroses* et *névralgies* désignées sous les noms de *spasmes, convulsions, crampes, épilepsie, hystérie,*

*hypochondrie, catalepsie, somnambulisme, saty-
riasis, priapisme, nymphomanie, gastralgies, entéralgies, palpitations du cœur* (simples), *asthme,
angine de poitrine, coqueluche, etc., etc.*

La viciation des éléments qui constituent le
fluide nerveux par le virus rabique communiqué
à l'homme par un animal enragé, constitue la
maladie qu'on appelle *la rage.*

La viciation des éléments du fluide nerveux
par l'absorption de miasmes typhoïques ou pestilentiels, constitue les maladies désignées sous
les noms de *fièvres putrides, ataxiques, adynamiques, pétéchiales, typhoïques, le choléra-morbus,
la fièvre jaune, la peste, etc., etc.*

L'élément psorique, le virus rabique et l'élément typhoïque, procèdent par incubation d'a-
bord. Il en est de même des virus syphilitique,
vaccinique, variolique, dartreux, celui de la pus-
tule maligne, de la pourriture d'hôpital, de la
rougeole, de la scarlatine (communiqués).

Le temps de l'incubation varie pour chacun ;
il est de quarante jours pour la rage, de huit
pour le virus syphilitique, de trois à neuf pour
le cowpox, etc. On ignore le temps d'incubation
des miasmes typhoïques ; car aucun signe ne
révèle l'invasion.

Que se passe-t-il pendant le temps de l'incubation du virus rabique? L'atôme, car un seul

atôme suffit pour infecter l'économie, pénètre au moyen des lymphatiques, est porté dans le torrent de la circulation, mêlé au travail organique intime. Par quelle disposition spéciale ce virus va-t-il de préférence fermenter dans les plexus nerveux? On l'ignore; mais ce qui n'est pas moins vrai, c'est qu'après quarante jours, le virus rabique fait tout à coup explosion dans le système nerveux seul, et que tous les désordres organiques qui se produisent ne sont que consécutifs et s'expliquent par le désordre primitif du système nerveux, et l'influence et l'action du même système. Il en est de même dans le *choléra-morbus* : l'infection miasmatique incube plus ou moins longtemps, selon les idiosyncrasies, fermente avec le fluide nerveux dans les plexus, envahit à la fois tout le système, et jette toute l'économie dans un état d'anéantissement souvent foudroyant. C'est pourquoi l'opium a fait mourir tant de monde.

Qui pourrait dire si le virus typhoïque n'a point, avant de parvenir au système nerveux, trouvé dans les systèmes lymphatique, veineux, séreux, etc., des éléments de fermentation plus active.

Les crampes qui accompagnent l'explosion des maladies typhoïques sont un symptôme d'accumulation locale du fluide nerveux. La d sorganisation et la corruption rapide des tissus sont l'effet de la cessation de l'action nerveuse, et par suite de celle de la force vitale qui la livre à la décomposition subite. Nous avons vu, rue de la Paix, une femme prise du choléra à neuf heures du matin, que l'autorité a été mise en demeure de faire enlever une heure après, tant son cadavre répandait d'infection, non seulement dans la maison, mais jusque dans la rue.

Il est des constitutions sur lesquelles l'élément miasmatique n'a point de prise ; il en est qui en sont peu affectées. La convalescence est généralement lente et longue. L'hygiène et la diététique sont les seuls remèdes préventifs du choléra et autres maladies dues à l'infection typhoïque : un air pur, le spécifique.

Comment se fait-il que le virus typhoïque contenu dans l'air atmosphérique, ne porte point son action sur les poumons et affecte surtout le tube intestinal (les inflammationistes professent que le choléra est une *gastro-entérite*)? C'est que ces muqueuses sont la voie par laquelle la nature s'efforce d'éliminer ces agents toxiques, comme tous les autres virus ou éléments psoriques, quand elle ne peut pas les éliminer par la peau... Infection, incubation (coction), explosion... Où sont les *gastro-entérites* de la théorie de l'inflammation ?

Que faut-il faire pour éviter le choléra? Il faut fuir, si on le peut : la cause de la maladie étant connue, on n'a qu'à combattre ses effets au fur et à mesure que les divers organes placés sous l'influence du système nerveux, témoignent par des signes ou symptômes des modifications qu'ils subissent, La saignée et l'opium étant les moyens *spécifiques pour affaiblir* le système artériel et le système nerveux, devront être rejetés du traitement du choléra et autres maladies de même nature (1), les spécifiques propres à favoriser le rétablissement de l'équilibre dans le système nerveux, seront mis en application par la méthode endermique ; on agira sur le système cellulaire et lymphatique nerveux et artériel tour à tour.

La rage est une maladie toujours mortelle, les enragés qui ont guéri de la rage, n'étaient point infectés du virus *rabique communiqué par un animal enragé*, ils étaient seulement affectés

---

(1) Au début de notre carrière médicale, nous avons eu à traiter plusieurs malades chez lesquels des fièvres *ataxiques et adynamiques* débutaient, ce qui arrive souvent, sous des symptômes inflammatoires, nous les saignions et ils mouraient ! Broussais, à qui nous nous plaignîmes, nous répondit : que nous comprenions mal son système : nous le comprenions *trop bien* au contraire !

d'*hydrophobie* ; l'hydrophobie n'est qu'un symptôme de la rage.

Nous avons déjà fait observer que la nature procède dès l'enfance au développement du système nerveux cérébral, qu'à l'époque de la puberté, elle oppose le développement ou la prédominance du système artériel ou sexuel, afin de faire équilibre au premier.

On comprend combien deviendrait fatale la prédominance du cerveau, l'afflux toujours plus considérable et toujours incessant du fluide nerveux pour la production de la pensée, si le développement du système artériel ne venait balancer et faire équilibre à ces impressions, congestions ou fluxions, en en faisant naître de semblables dans des organes éloignés.

A l'âge de la puberté, le jeune homme comme la jeune fille sont initiés, par le développement organique, à des sensations, des impressions d'un ordre de choses tout-à-fait nouveau. Les sensations les plus vives partent alors des centres nerveux et des organes sexuels, et font diversion dès lors aux excitations cérébrales. Il faut donc, il est absolument nécessaire que ce développement du système artériel se fasse dans un juste équilibre, et peu à peu modère les fluxions de fluides nerveux qui se sont faites jusqu'alors vers le cerveau, et les divertisse vers les organes qui entrent en fonctions nouvelles. Eh bien ! toutes ces *névroses*, à part celles qui se produisent sous l'influence d'un virus ou miasme typhoïque, etc., dépendent, les unes, de la continuation de la prédominance cérébrale, c'est-à-dire des congestions permanentes du fluide nerveux sur le cerveau : les *crampes*, l'*épilepsie*, la *catalepsie*, *les convulsions*, etc. : les autres, de la prédominance du système artériel ou sexuel, de fluxions du fluide nerveux sur les centres nerveux, l'utérus, etc. ; l'*hystérie*, la *nymphomanie*, l'*hypochondrie*, le *priapisme*, le *satyriasis*, etc. ; d'autres névroses enfin se compliquent d'accidents congestionnels du fluide nerveux, et d'accidents de nature rhumatismale, *gastralgie*, *entéralgie*, *asthme*, *angine de poitrine*, *coqueluche*, etc. On donne à ces dernières le nom de *névralgies*.

L'épilepsie, le strabisme accidentel, les convulsions, la chorée, ou danse de Saint-Guy, etc., sont des affections qui dépendent de congestions du fluide nerveux sur le *cerveau* : l'hystérie, l'hypochondrie, la nymphomanie dépendent des mêmes congestions vers les centres nerveux, l'utérus, etc.

Chez les uns, le cerveau est *centre*, et les organes de la vie de nutrition sont *consécutivement* affectés ; chez les autres, c'est le contraire.

Que s'il arrive qu'un des organes de la vie

de nutrition subisse des altérations dans sa texture, ou que ce soit le cerveau, le traitement devra être dirigé de préférence contre la *cause première et l'organe* qui a été le point de départ, le *centre* de la congestion primitive.

Dans ces sortes d'affections, c'est-à-dire dans les *névroses* du cerveau ou des organes que nous avons signalés, le scalpel anatomique ne découvre aucune altération ou désorganisation des nerfs, à moins que la fluxion nerveuse n'ait fait appel de fluides rouges, comme dans les *névralgies*.

Les convulsions ne sont, chez les enfants, que de petites épilepsies. Parcourez toutes les publications théoriques et scientifiques, vous trouverez qu'il n'y a pas dans la matière médicale un seul agent peut-être auquel on n'ait attribué et dénié tour à tour la guérison des *névroses*. Il arrive en effet que toutes les fois que le développement du système artériel et des organes sexuels s'est fait par le travail naturel, en même temps que le médecin a appliqué un médicament, ce dernier s'est cru naturellement autorisé à attribuer la guérison de la maladie non pas à la cause que nous disons, il ne la soupçonnait même pas, mais au médicament qu'il a administré pendant ce temps. De telle sorte que l'équilibre dans la production et la circulation du fluide nerveux s'étant rétabli, les nevroses se sont dissipées, et l'épilepsie, l'hystérie, etc. ont guéri.

On conclura de tout ce que nous venons de dire, 1° que le développement normal du système artériel est seul appelé à guérir les *névroses* de cause *cérébrale* ; 2° que la diminution et la cessation de l'éréthisme nerveux dans les plexus et les organes de la vie végétative sont le moyen *rationnel* de parvenir à la guérison des névroses qui reconnaissent pour cause la congestion du fluide nerveux vers ces parties ; 3° que dans les maladies de cause *rabique*, le remède est encore à chercher ; 4° que dans les accidents de cause typhoïque, le médecin doit se diriger d'après les effets produits par la cause inconnue et éviter tout ce qui peut augmenter la prostration du système nerveux. Nous terminerons en parlant de l'hystérie et de l'hypochondrie.

On a fait de l'hystérie et de l'hypochondrie, comme de toutes les névroses des affections ORGANIQUES ; et nous-même, nous sommes forcé de suivre ces divisions pour être compris. Il n'en est rien cependant : des troubles dans les plexus et dans les sécrétions du fluide nerveux, dans la généralité du système nerveux, sont le plus souvent au contraire, comme dans tous les autres systèmes, la cause générale des affections des organes, des névroses *organiques*, des névroses *cérébrales*, comme de toutes les autres ; seulement, les errements et congestions du fluide nerveux se portent de préférence d'un côté ou d'autre, selon les idiosyncrasies et les dispositions organiques; et dans les unes comme dans les autres, le point de départ ou le *centre* est dans l'un ou les autres organes que nous avons signalés.

Ainsi les femmes hystériques sont en proie à des accès (Il en est de même des hypochondriaques, etc.) lorsque le fluide nerveux a été plus ou moins longtemps contenu ; l'explosion ou l'accès se fait sous l'influence d'une surexcitation nerveuse ou émotion vive de quelque nature qu'elle soit.

Des prodromes signalent l'apparition des accès, les malades sont, sans raison, gaies ou tristes, mal à l'aise; elles ont l'esprit tendu, le front immobile dans sa peau, l'humeur inégale, elles éprouvent des sensations *irrégulières*, *anormales*, *froid*, *frissons*, *crampes*, *chaleurs*, *secousses*, etc. Le *fluide nerveux* se porte tour à tour sur la tête, et occasionne la céphalalgie, sur tous les plexus de la vie de nutrition, sur tous les organes de celle de relation. L'accès alors se déclare ; le resserrement du gosier, le clou, la boule hystérique, etc., toutes les sensations sont les mêmes (à l'intensité près) pour tous les malades, et les crises ou terminaison des accès se font de la même manière (ris, pleurs, cris, sécrétions urinaires, etc.).

Il en est de même de l'hypochondrie ; les causes sont celles que nous avons signalées, troubles dans la production ou la circulation du fluide nerveux, par suite souvent de l'arrêt de développement du système sexuel ou de la continuation de l'afflux du fluide nerveux sur certaines parties du cerveau. Ses effets sont les mêmes comme dans toutes les névroses, les sensations les mêmes, plus ou moins fortes cependant ; sensations de congestions, d'ascension du fluide nerveux ; sensations si peu trompeuses, que les suites (accès) arrivent immédiatement et se terminent de la même manière chez les hommes, comme chez les filles, les femmes jeunes et les vieilles femmes. Sydenham, tant critiqué et blâmé par les théoriciens et les systématiques, était *dans le vrai*.

Nous n'avons pas d'indications curatives à spécifier ; elles ressortent des principes que nous venons d'exposer. Les névroses ne sont pas plus la suite d'affections idiopathiques primitives organiques que le *choléra-morbus* des inflammations des muqueuses gastro-entériques ; on a pris l'effet pour la cause.

CHAPITRE XI.

DES NÉVRALGIES.

La névralgie consiste en une douleur très vive intermittente ou périodique, qui se produit sur une partie d'un nerf, ou cordon nerveux. Cette affection donne des sensations semblables à des secousses électriques; les parties qui recouvrent les nerfs à l'extérieur ne présentent ni tumeur, ni rougeur, ni chaleur.

Les accès névralgiques se terminent toujours par des *crises*...

Les enfants ne sont point sujets aux névralgies, les femmes y sont moins exposées que les hommes. Le froid humide est la cause la plus fréquente des accès; les impressions morales les déterminent également.

Les névralgies ne sont que des affections *rhumatismales du névrilemme*; si elles surviennent à la suite de coups, plaies, piqûres, déchirures, etc., c'est que le sujet était déjà sous l'influence de cette dyscrasie.

On observe que la névralgie a son siége dans

les nerfs du tronc, des membres, et particulièrement dans ceux enveloppés d'un tissu cellulaire lâche. Elle a été sûrement *latente* dans les
séreuses et les fibreuses avant de se porter sur
les névrilemmes ; car elle n'a pas son siége dans
les *nerfs*.

La névralgie se produit partout où se répandent les cordons nerveux.

On distingue surtout les névralgies de la tête,
qui sont les plus fréquentes, ainsi que celles de
la face (plus exposée à l'air), du nerf facial ou
trifacial, celles du front (nerf ophthalmique), de
l'oreille, des nerfs intercostaux, lombaires, sciatiques, plantaires, etc. Les névralgies qui atta-
quent les nerfs du globe oculaire externe ont
toujours entraîné la cécité, par la raison qu'elles
se propagent à toutes les *séreuses* qui tapissent
les diverses membranes internes de l'œil, et
qu'on n'a jamais traité que *l'effet* au lieu de
combattre la *cause* dès le principe, et quand un
œil s'est perdu dans ces circonstances, l'autre
se perd du moment où le malade commence à
éprouver les *mêmes* sensations névralgiques.

Il est bien évident qu'il y a une distance immense entre les névroses et les névralgies sous
le rapport des causes ; dans la névrose, il y a
douleur continue et congestion simple du fluide
nerveux ; dans la névralgie, congestion *consécu-*

tive du fluide nerveux, et par suite douleur très vive; mais accès intermittents de causes intermittentes, et terminés, jugés toujours par des crises le plus souvent séreuses.

Il est encore bien évident que si, dans les *névroses*, le scalpel anatomique ne découvre aucun signe de lésion ou désorganisation de la substance nerveuse, et si à la suite des accidents névralgiques on rencontre des altérations du tissu nerveux, infiltrations, indurations, injections vasculaires, etc., l'altération de la substance *nerveuse* n'est que consécutive aux accidents *phlegmasiques* du névrilemme dans les *névralgies*.

Le traitement rationnel des névralgies est celui des affections rhumatismales et des séreuses, combiné avec les agents *spécifiques* propres à faire cesser l'éréthisme nerveux et rétablir l'équilibre dans la circulation du fluide nerveux. *On ne parviendra jamais à guérir les névralgies par les sangsues et les antispasmodiques, on parviendra à procurer seulement* la diminution ou la suspension *des accès* (1).

La coqueluche, l'asthme, les spasmes du pha-

---

(1) On m'a déjà guéri cinq fois d'une névralgie, disait une dame... Si on l'eût guérie de la cause, elle n'en eût plus ressenti les effets.

rynx, certaines hypochondries, certains vomissements nerveux, certaines gastralgies, certaines palpitations du cœur, angines de poitrine, dysménorrhées, etc., sont des névralgies de cause rhumatismale d'abord, et nerveuse ensuite.

Les névralgies ne sont si difficiles à guérir que par la raison que les maladies de cause rhumatismale ne guérissent *jamais* par les seules forces naturelles (la raison en est toute simple), et si le médecin se borne à traiter l'accident intermittent, à le suspendre sans traiter la cause, les mêmes effets doivent toujours se reproduire de plus en plus graves. Il faut donc combattre dans les névralgies et l'affection rhumatismale, comme cause, et l'affection nerveuse, comme effet, et toutes les deux à la fois ou tour à tour.

Qui pourra douter qu'une névralgie, *asthme, coqueluche, palpitation du cœur, angine de poitrine, catarrhe pulmonaire,* etc., ne soit une maladie de nature rhumatismale et nerveuse, quand on la verra toujours se reproduire sous l'influence des mêmes causes, suivre la même marche, affecter les mêmes tissus et se terminer de la même manière (crises) que les rhumatismes. Les altérations des organes, qui sont la suite des névralgies, réclament des traitements particuliers subordonnés à leur texture et à leurs fonctions.

Trois indications curatives *rationnelles* se présentent dans les affections névralgiques : 1° combattre la cause dans les systèmes lymphatique, séreux ou fibreux ; 2° calmer l'éréthisme et faire cesser les congestions du fluide nerveux ; 3° remédier aux accidents organiques consécutifs.

De l'asthme ou dyspnée.

La maladie à laquelle on a donné les noms d'ASTHME, CATARRHE NERVEUX SUFFOCANT, DYSPNÉE, etc., n'est, comme la fièvre consécutive, comme l'inflammation, qu'un *effet* intermittent d'une *cause* intermittente.

L'asthme consiste dans la suspension des fonctions (spasmes, mouvements convulsifs) des muscles des parois thoraciques, de ceux de l'abdomen et du diaphragme ; mais comme tous ces muscles sont sous la dépendance du système nerveux, il suit que l'asthme est une affection du système nerveux qui se distribue aux tissus et aux organes que nous venons de signaler ; une congestion du système nerveux sur le cerveau qui suspend par suite son influence sur ces organes. L'asthme peut-il être une affection idio-pathique? nous ne le pensons pas.

Les accès, au bout de deux, quatre ou plu-sieurs heures, se terminent par une expectora-tion muco-séreuse très abondante. Le pouls est petit, serré, pendant l'accès; il se détend vers la fin , et des sécrétions urinaires limpides abondantes ou chargées les terminent.

Le retour des accès peut être plus ou moins éloigné.

Nous pensons que cette maladie est la suite d'une disposition héréditaire rhumatismale qui affecte de préférence les tissus séreux et fibreux qui recouvrent les cordons nerveux ou proté-gent les organes qui, dans les accès, témoignent des modifications qu'ils éprouvent, surtout quand l'asthme a son point de départ dans les nerfs pneumo-gastriques.

L'asthme ne laisse aucune lésion dans les nerfs, et quelque graves que soient les accès, quelque terreur qu'éprouve le malade, le dan-ger n'est pas en rapport, en général, avec les douleurs et les craintes qu'il conçoit.

L'asthme, comme la coqueluche, l'angine de poitrine, s'observe plus souvent l'hiver que l'été, et sous l'influence d'une température froide et humide. Nous avons eu occasion de l'étudier sur plusieurs personnes qui éprouvaient des douleurs nerveuses tous les mois, à l'époque des menstrues, et sur un grand nombre d'autres malades de tout sexe et de tout âge, et toujours le traitement anti-rhumatismal endermique a suspendu, éloigné les accès, ou guéri la maladie.

Nous pensons que le traitement de l'asthme, comme celui de toutes les névralgies, doit être tel que nous l'avons indiqué dans le chapitre précédent.

Qu'on se rappelle que pour nous la saignée n'est que le *spécifique* des congestions artérielles.

Il en est des autres névralgies des muqueuses comme de l'asthme.

CHAPITRE XII.

DES MALADIES DES YEUX.

Il n'est pas de branche de la médecine plus enfoncée dans l'ornière de la routine et de l'ignorance, que ce qu'on appelle les *maladies des yeux*. Tant que les gens qui font profession *d'opérer les cataractes*, s'approprieront, grâce à la connivence paresseuse des médecins, *la spécialité oculaire*, on ne pourra espérer aucun progrès dans la science, aucun avantage pour le public.

Les maladies *des yeux* ne sont-elles pas, *comme toutes les autres*, la suite de causes générales, de troubles dans les divers systèmes, les divers organes et les *divers fluides* de l'économie? d'altérations dans les membranes du globe oculaire, *solidaires* des affections qui altèrent les systèmes dont elles font partie? d'altérations dans le cerveau, le nerf optique et son expansion membraneuse, *la rétine* (à part les accidens)?

Dans les phénomènes de la vision, le globe oculaire n'est que *l'objectif*. Il sert à perfection-

ner seulement l'image des objets extérieurs ;
cette image se peint *fugitive* sur la choroïde,
qui est *le tain de la glace* de l'œil et la rétine, au
moyen du nerf optique, dont elle fait partie, la
transmet au cerveau qui *voit, compare et juge.*
Ainsi, c'est le cerveau qui VOIT et non pas l'œil ;
il VOIT *dans ces parties* qu'on appelle les *couches
optiques* et les *tubercules quadrijumeaux*, au moyen
du nerf optique, de la rétine et du globe oculaire.

D'où il suit que les maladies de l'œil ou *des yeux*
sont des affections qui altèrent le cerveau, le
nerf optique *très rarement*, la rétine, et enfin les
diverses membranes du globe oculaire, et peuvent *isolément* être la cause de la cécité,

Le nom de *maladies des yeux*, ne donne donc
qu'une très fausse idée des maladies qui peuvent entraîner la perte de la vue ; car la plupart ne sont pas des *maladies des yeux.*

Les oculistes actuels appartiennent à l'école
dite *allemande* qui *croit et professe* que la PLASTI-
CITÉ du sang est la cause de *toutes* les phlegmasies, ou à l'école de Broussais, à l'organicisme qui
professe l'*action organique ou la théorie de l'inflammation* ; elles rentrent l'une dans l'autre.

Ils comprennent (voir le *Traité de l'ophthalmie,
de la cataracte et de l'amaurose,* par M. Sichel,
le représentant de l'école dite *Allemande* ou mer-

curielle) sous les noms d'*amblyopies, amauroses, paralysies, cataractes,* à peu près toutes les affections qui entraînent la cécité.

Le mot *amblyopie* veut dire vue trouble (ωψ, œil, αμβλυς, trouble).

Le mot *amaurose* veut dire obscurité, cécité (αμαυρος, obscur, ωψ, œil).

Le mot *cataracte* (de καταρακτειν, troubler), désigne cet état du cristallin qui perd sa transparence.

Trois mots qui expriment *un fait,* sans donner aucune idée de la maladie.

D'où il suit que toute l'industrie oculistique s'occupe à traiter un *symptôme* et non une *affection*, et à combattre *des effets* dont elle ignore complètement *les causes*, ou qu'elle attribue à des causes qui n'existent pas.

L'ophthamologie n'est donc point et ne peut être une SPÉCIALITÉ , puisque les maladies *des yeux* reconnaissent les *mêmes causes que toutes les autres maladies,* et *nécessitent des traitements dirigés moins sur les globes oculaires qui, dans la plupart des cas, ne sont point affectés,* que contre les modifications subies par *les systèmes et les organes de l'économie qui sont la cause des altérations éprouvées par le cerveau, le nerf optique, la rétine, les membranes et humeurs enfin par suite des globes oculaires.*

6

Traiter l'œil, quand le cerveau ou tout autre système ou tout autre organe est la cause de l'altération de la vision, est le comble de l'ignorance.

Si les oculistes étaient *médecins* d'abord et *opérateurs de cataractes* dans les cas *seuls* où l'art médical est impuissant, ils seraient dans le vrai ; mais ils professent au contraire qu'il faut laisser les malades devenir *aveugles, se bien garder de les en empêcher, et leur réserver l'opération des cataractes.* Ils ont même tant fait, qu'ils ont fini par le persuader au *peuple médical,* et au public par suite, et cela au moyen du *charlatanisme de la publicité dite scientifique surtout.*

L'ophthalmologie n'est point une science à part, et ne peut être séparée de la médecine et de la thérapeutique générale, parce que les maladies du cerveau dont les *couches optiques et les tubercules* quadrijumeaux font partie, et dans lesquels se passent les phénomènes de la vision intellectuelle, appartiennent à la médecine générale, et non à l'oculistique ;

Celles du nerf optique, à la thérapeutique générale des cordons nerveux ; ainsi que celles de la rétine et des filets nerveux de l'iris ;

Celles de la conjonctive à la thérapeutique générale des membranes *muqueuses ;*

Celles de la sclérotique à la thérapeutique générale du système *fibreux* : il en est de même des autres membranes séreuses du globe oculaire et du névrilemme ;

Celles de la choroïde au système *veineux* et *séreux* ;

Celles de l'iris aux systèmes *nerveux, artériel* et *veineux*, etc.

Les altérations des humeurs de l'œil sont *toujours* consécutives aux modifications éprouvées par les membranes qui les sécrètent et les entretiennent ; l'humeur aqueuse, l'humeur vitrée et la *cataracte*, affection qu'on ne guérit pas, parce que les moyens de guérison ne se prêtent pas aux théories actuelles d'abord, et que ce serait rendre tout à fait inutile le *grand art des opérateurs de cataractes*. Il ne faut pas détruire la *chirurgie oculaire* (1).

Les théoriciens de l'école inflammatoire, ne pouvant imposer la *douleur*, la *tumeur*, la *rougeur* et la *chaleur* aux altérations de la transparence du cristallin, qu'on appelle des *cataractes*, et qui ne sont que la suite des altérations de la *capsule séreuse* qui enveloppe le cristallin, appellent cette affection une *sub-inflammation*. Les théoriciens *plastiques*, ceux qui attribuent à la PLASTICITÉ du

____

(1) Voir notre *Traité des maladies de* L'OEIL : confondues sous les noms d'*amblyopies, amauroses, paralysies*, etc.

sang (qui, à leur avis, est *trop riche*) le développement de *tous* les accidents phlegmasiques oculaires, traitent les maladies du système de la vision, non pas selon les principes qui les dirigent, *mais ils sont tous d'accord, au contraire*, pour ne rien faire contre les cataractes seules ; à l'égard de toutes les autres phlegmasies du système cérébral, les premiers combattent partout *l'inflammation*, les seconds la *plasticité du sang*. « Or, comme *l'augmentation* de la plasti-
« cité du sang, dit l'auteur cité (page 39), est un
« des caractères de l'inflammation, *pour peu*
« qu'on examine chez l'homme sain les effets
« produits par le MERCURE, on peut reconnaître
« à cette substance des propriétés qui doivent
« faire *soupçonner déjà* son application *heureuse*
« dans les affections inflammatoires. *Administré*
« *de manière à produire lentement ses effets et*
« *continué pendant un temps assez long, le mercure*
« *produit tous les phénomènes du* SCORBUT, tels
« que hémorrhagies difficiles à arrêter, ecchy-
« moses, ulcères, etc., etc. Il provoque donc une
« affection pour ainsi dire diamétralement op-
« posée à l'inflammation, action qui se caracté-
« rise par la diminution *de la plasticité* du sang. »
Ajoutez : et l'*altération* DU SANG ! Ce qui veut dire
que le *meilleur moyen et le seul* de guérir toutes
les maladies aiguës du système de la vision, dont

la *plasticité* du sang est toujours la cause, c'est de faire les malades (*à l'aide du* MERCURE) *scorbutiques, ecchymosés, hémorrhagiques, ulcéreux*, etc., de leur faire tomber les dents et les cheveux, de les empoisonner avec du mercure, de ruiner à jamais leur santé, etc. Si on veut des faits, nous en possédons une très belle collection !

Heureux ! ceux qui professent de semblables absurdités !

> Ils trouveront toujours, quoi qu'ils puissent écrire,
> Des niais pour les croire et des sots pour les lire !!!

Si les oculistes théoriciens sont d'avis qu'il est rationnel de ne rien faire pour arrêter le développement ou guérir les cataractes, ils professent, au contraire, qu'il faut *tout tenter* pour guérir *toutes les autres maladies des yeux*; ainsi, ils traitent les *ophthalmies* par la *cautérisation*, les saignées et le mercure (*pommade napolitaine, calomel*, etc.).

Les affections de la *sclérotique*,

   De la *cornée*,

   De l'*iris*,

   De la *choroïde*,

   De la *rétine*,

   Du *cerveau*,

(Le *nerf optique* est excessivement rarement

altéré dans sa substance, ils prétendent que l'a-
maurose est une *paralysie* du nerf optique.)

Effets *locaux* de causes *générales*, par les saignées ou les sangsues à la *tempe* surtout, les
vésicatoires sur le front, les sétons à la nuque,
les purgatifs violents, etc., quelques collyres,
auxquels ils n'ont pas grande confiance eux-
mêmes, et toujours par le MERCURE, jusqu'à production des *bienfaisants effets dogmatisés...* et
l'extrait de BELLADONNE.

Tant que les médecins laborieux négligeront
la pratique oculaire, tant que les opérateurs de
cataractes leur persuaderont, au moyen de leurs
publications intéressées, qu'il faut qu'ils se gardent bien de chercher à *reconnaître, prévenir et
guérir* ces affections *au début* et *pendant leur développement ;* tant que par suite ils finiront par
persuader au public (tout en avouant *dans leurs
écrits mêmes :* que la *cataracte guérit quelquefois
par les seules forces de la nature, quelquefois par
des traitements dirigés contre des affections générales*), qu'il vaut mieux se laisser devenir *philo-
sophiquement aveugle*, il faudra abandonner les
médecins et les malades aux oculistes, par la
raison que les premiers sont blâmables de ne
point chercher à porter eux-mêmes remède aux
affections du système de la vision, et ridicules
de venir, en présence des malades, confesser

leur impuissance et leur ignorance par devant des gens plus impuissants et plus ignorants qu'eux-mêmes.

La médecine endermique, considérant les maladies du système de la vision comme des affections générales influençant le cerveau, le nerf optique et les diverses membranes de l'œil, leur oppose des traitements rationnels et efficaces; sa puissance éclate surtout dans le traitement des *cataractes* (1), qu'elle dissipe toujours au *début* et alors que les malades ne peuvent *plus lire* et *souvent se conduire* (voir *aux observations*).

La médecine oculaire ne reconnaît point l'*amblyopie*, l'*amaurose*, la *paralysie*, etc., comme des *maladies*, mais seulement comme des *mots* ou des *noms* qui n'ont pour toute signification que d'indiquer que le malade voit *mal*, qu'il voit *moins, qu'il est aveugle*, ou qu'il ne voit *plus*, ce qu'il *n'ignore assurément pas*, et ce que *seulement* toutes les *consultations actuelles* lui apprennent. Pour guérir d'une maladie qui entraîne la perte de la vue, il faut guérir d'une affection générale qui en est la cause ; hors de là, point de guérison, et pour en guérir, il ne faut pas se laisser devenir *aveugle*.

(1) Traitement *des cataractes, altérations de la transparence du cristallin*, par résolution, *sans opérations*, vol. in-8°, avec planches.

CHAPITRE XIII.

DE L'OPÉRATION DE LA CATARACTE.

Quel est le but de l'opération chirurgicale?

De déplacer le crystallin opaque ou de l'enlever.

Quel est le mode d'opération le plus favorable?

Celui qui remplit le mieux ce but, sans exposer le malade à *aucun* accident, celui que nous avons préconisé, et que nous avons mis en application il y a vingt ans, qui consiste à pratiquer l'opération par abaissement et par la cornée, seul moyen d'éviter de blesser aucun des nerfs de l'iris et de produire des accidents consécutifs.

Les opérateurs de cataracte ont attribué toujours à leur dextérité (il semble qu'il s'agit d'enlever une muscade sans la toucher) le succès des opérations, et ils rejettent toujours l'insuccès sur le malade; il a remué, toussé ou craché, etc. : il n'en est rien : ou le crystallin et la capsule qui l'enveloppe sont le siége d'une opacité dont la *cause* n'a point altéré le *système nerveux*, et l'opération de la cataracte est en ce cas souvent suivie de succès ; ou la rétine, le nerf optique, le cerveau et les autres parties de l'œil sont sous l'influence de maladies qui les altèrent ou les ont altérés, ce qui a lieu *le plus fréquemment*, et la plus grande dextérité du monde, le plus habile *prestidigitateur*, en enlevant la cataracte, ne rendra pas la vue au malade,

Des maladies de l'oreille.

Les maladies de l'oreille ont la plus grande analogie avec les maladies des yeux. Elles dépendent surtout d'affections du cerveau dans la partie de la masse cérébrale qui procède aux fonctions de l'audition, d'affections du nerf auditif et de ses expansions, enfin de modifications actives ou passives dans les muqueuses qui tapissent le cornet acoustique et les fluides par suite de causes idiopathiques ou consécutives.

Les maladies de l'oreille reconnaissent les mêmes causes que celles des yeux. Les psores, scrofules, dartres, syphilis, goutte, rhumatismes, etc. peuvent se porter sur le système auditif et produire la surdité.

Dans l'enfance et la jeunesse, la surdité est généralement la suite des maladies du cerveau et du cervelet ; dans la vieillesse, elle dépend surtout de l'asthénie nerveuse, locale et consécutive ;

dans ces deux circonstances, des accidents de nature rhumatismale les compliquent généralement. La surdité de cause rhumatismale est généralement curable par la méthode endermique.

Le traitement des maladies de l'oreille, comme de celles des yeux, doit être suivi *au début* des affections qui entraînent la surdité ou la cécité ; car la *cécité* ou la *surdité* ne sont *que la terminaison* des maladies par la *désorganisation* ou la *paralysie*. On ne guérit les *sourds* et les *aveugles* que dans des cas très rares et de causes psoriques, rhumatismales ou métastatiques.

CHAPITRE XIV.

DES AFFECTIONS DU SYSTÈME ARTÉRIEL.

Le système artériel se compose du cœur et
es artères, le système capillaire intermédiaire
t les veines le complètent.

Le système artériel a pour fonction de sou-
nettre le sang à l'oxygénation pulmonaire et de
e distribuer chargé de principes nutritifs élabo-
és précédemment par l'estomac et le duodé-
um, dans cette partie du système cellulaire
ui procède aux actes de *nutrition, sécrétion,
absorption, exhalation* ou *élimination*. Le sang,
près avoir pénétré ces tissus, est repris par
es veines et rejeté dans le cœur. Le cœur
st un *muscle* recouvert par le péricarde, mem-
rane formée de deux tissus, un fibreux, l'autre
éreux, qui le rendent *solidaire* des modifications
e subissent les systèmes auxquels ces mem-
ranes appartiennent.

Les artères sont composées de trois membra-
es superposées, une externe qui appartient au
ystème *cellulaire*, l'autre *fibreuse* qui appartient

au système fibreux, une *séreuse* enfin qui appartient au système séreux.

Le cœur et les artères sont sous la dépendance directe du système nerveux et participent, excepté dans les névroses simples, aux affections des divers systèmes et organes de l'économie.

Ainsi, quand un système ou un organe est troublé dans ses fonctions, le système artériel subit des modifications sympathiques qui, assez rarement cependant, deviennent des affections propres du cœur ; c'est cette participation du cœur et des artères aux affections locales, organiques ou générales qu'on appelle : la FIÈVRE.

Les maladies du cœur sont la suite de celles du système nerveux : considéré comme un muscle et dans la texture du péricarde, le cœur est surtout sujet aux affections *Rhumatismales* ; il en est de même des artères, par rapport aux tissus qui forment leur enveloppe. Certains principes psoriques peuvent être aussi les causes d'affections du système artériel, dans les fluides qui le parcourent. Les divers organes, les poumons, les plexus nerveux, le foie, etc. peuvent également, à l'état pathologique, réagir sur le cœur.

Le système artériel joue surtout un rôle très important dans l'économie à l'âge de la puberté, et opère une révolution morale et physique complète dans l'individu, chez les garçons comme chez les filles. Cette époque de transition doit être un sujet sérieux d'études de la part du médecin, et jusqu'à ce que l'équilibre soit rétabli entre l'action des organes qui prennent un nouveau développement et le cerveau, des affections de causes diverses peuvent se produire, jusqu'à ce que l'âge viril cessant, il se produise des effets contraires. Nous avons conclu de l'étude de la texture organique du cœur, de celle des membranes qui le recouvrent et de l'expérience que les maladies du cœur ne sont en général au début que des affections de nature RHUMATISMALE qu'on prend souvent pour des maladies *organiques* (anévrismes); il en est des névralgies du cœur, comme des autres névralgies.

Les affections du système artériel proprement dites sont :

L'écoulement du sang hors des vaisseaux qui le contiennent (*hémorrhagies*),

L'apoplexie sanguine,

L'*hémoptisie* ou crachement de sang,

L'*hématurie* ou pissement de sang,

La *métrorrhagie* ou pertes de sang par la matrice, etc.

Les hémorrhagies sont actives ou passives, dépendent de causes excitatives sur le système artériel ou de causes asthéniques relatives à la prédominance du système veineux et lymphatique ;

les unes se produisent dans l'enfance et la jeunesse, les autres dans l'âge mûr et la vieillesse.

Les hémorrhagies sont la suite de troubles divers dans les fonctions des systèmes surtout qui réagissent sur la circulation artérielle ou veineuse, elles rentrent dans les considérations exposées au chapitre des *fluxions* où nous indiquerons les moyens de les prévenir et de les guérir, excepté cependant les hémorrhoïdes qui sont du nombre des maladies *qu'il est dangereux* de guérir,

Faisons remarquer que les hémorrhagies présentent des indications curatives diverses ; la prédominance du système artériel dispose aux hémorrhagies qui, chez les enfants s'opèrent par les muqueuses nasales (près du cerveau toujours excité), chez les adultes par les poumons et l'estomac, siége du développement, dans l'âge mûr par l'anus, travail d'élimination naturelle et d'épuration, dans la vieillesse souvent par la vessie, par suite de la faiblesse de cet organe. Chez les femmes l'utérus est le siége d'une hémorrhagie mensuelle qui est le thermomètre de leur santé, parce qu'elle équilibre et modère toutes les autres fonctions de l'économie et procède à l'épuration générale.

Disons en passant que les hémorrhagies ne sont en général que des accidents *erronés* ou crises *naturelles*, opérées dans un but de conservation de l'individu ; on en trouve toujours la raison dans les modifications organiques ou générales accusées par les malades. Elles ne se produisent d'ailleurs le plus souvent qu'à la suite de pro-dromes, légers d'abord, auxquels il est *impor-tant* et facile de remédier au début.

La guérison de ces affections consiste à les modérer d'abord, et à favoriser ensuite le déve-loppement et l'action des systèmes qui font équi-libre au système artériel.

CHAPITRE XV.

DES AFFECTIONS DU SYSTÈME NUTRITIF OU CELLULAIRE INTERMÉDIAIRE AUX ARTÈRES ET AUX VEINES.

Les dernières ramicules des artères se perdent-elles, se confondent-elles avec les dernières ramicules veineuses ? Existe-t-il un tissu cellulaire intermédiaire, ou la continuation de la membrane artérielle intime et de la membrane veineuse intime procède-t-elle *à la ségrégation des molécules alimentaires, à l'absorption, à la nutrition, à l'élimination*, etc. ?

Le fait est que dans le tissu intime intermédiaire aux artères et aux veines se passent ces phénomènes. C'est là que subissent une troisième, quatrième ou cinquième élaboration les agents ou substances alibiles qui, par une dernière enfin, produiront tous les phénomènes de la vie organique.

Il est établi par les faits que les désordres qui sont la suite de l'irritation nerveuse, et en même temps de la congestion du fluide artériel sur les tissus et dans les organes, se produisent dans le tissu cellulaire intermédiaire aux artères et aux veines; il ne serait pas rationnel de penser que la simple extension du tissu intime artériel ou veineux puisse remplir des fonctions étrangères à son organisation. Il faut donc admettre l'existence du système cellulaire primitif, celle des exhalants, des absorbants, etc., sans lesquels les phénomènes d'absorption, de ségrégation des principes nutritifs, d'élimination enfin, etc., ne sauraient se produire.

Le système cellulaire intime procède donc aux phénomènes de l'absorption, de la nutrition et de l'élimination interstitielle, il est le siége de la *tonicité*, et quand les tissus qui le composent sont altérés, déchirés ou détruits par les fluides que la phlegmasie a fait s'épancher, c'est lui seul qui est le siége véritable de la maladie. C'est *de lui seul* aussi que procède le travail de réaction et d'élimination des agents psoriques, virulents et typhoïques.

D'où il suit que dans toutes les affections organiques ou générales, c'est-à-dire celles des systèmes, c'est le système cellulaire intime qui est le point de départ de la réaction vitale qui s'opère au moyen de la tonicité dont il est le siége. Il en est surtout ainsi dans toutes les affections des muqueuses et de la peau. Souvent des dépôts de sécrétions morbides, suite d'irritations phlegmasiques, s'établissent dans le tissu cellulaire intime, et donnent seules, dans le cerveau particulièrement, raison de certaines paralysies locales indépendantes des autres fonctions cérébrales qui se continuent comme à l'état normal. De ce genre sont certaines cécités et surdités de causes rhumatismales, ou consécutives aux désordres phlegmasiques.

CHAPITRE XVI.

DES AFFECTIONS DU SYSTÈME VEINEUX.

Les veines sont, comme les artères, composées de trois tuniques ou membranes, une externe, une moyenne, une interne, qui sont souvent le siége d'affections relatives aux systèmes auxquels elles appartiennent (Phlébites).

Les veines ont pour fonction de rapporter au cœur le sang artériel qui a traversé le système de la nutrition.

Le système veineux est lié surtout au système des exhalants et des absorbants lymphatiques, Ils balancent l'action des systèmes nerveux et artériel dans l'économie. Les phlébites et les varices sont des affections dépendantes des tissus ou tuniques veineuses; la cause est dans les affections générales de ces systèmes.

Les altérations des éléments du sang veineux sont des causes de maladies qui altérant les autres fluides, vont faire explosion dans les prédispositions organiques diverses, et tendent à être éliminées toujours par les muqueuses et la peau surtout (maladies de la peau et des muqueuses).

L'action des agents ou substances toxiques putrides ou putrescibles, est toujours plus grande, plus incendiaire, et même souvent mortelle quand elle est portée *directement* dans le sang veineux; quand elle agit sur le fluide lymphatique, elle produit des maladies, mais jamais la mort.

Les causes des altérations du sang, de la lymphe et des autres fluides donnent naissance aux affections désorganisatrices, ulcères, squirrhes, cancers, carcinômes, gangrène, petite-vérole, dartres, gale, teigne, etc., etc.

CHAPITRE XVII.

DES ALTÉRATIONS DU SANG ARTÉRIEL OU VEINEUX.

Il ne peut se produire d'altération dans le sang, sans qu'il se soit produit d'altération dans les éléments ou les principes qui le composent (*oxygène*, *hydrogène*, *matière grasse*, *carbone*, *azote*, *phosphore*, etc.). Le sang est du sérum tenant en suspension une foule de molécules diverses. Les altérations du sang sont primitives ou secondaires.

Le mélange du sang avec la lymphe forme des produits nouveaux à la suite des irritations nerveuses et congestives artérielles (inflammations, phlegmasies) (couenne).

La rougeole, la scarlatine, la variole, non communiquées, les fièvres éruptives primitives, proviennent de la viciation spontanée du sang; il en est de même du *charbon*, qui se forme dans le sang des bœufs fatigués par la marche, et se communique à l'homme par contact immédiat, ou s'il en use comme aliment.

Certains venins, virus ou poisons, altèrent

primitivement le fluide sanguin (la morsure des serpents). Il en est ainsi de quelques matières végétales ou animales putréfiées qui le décoagulent.

L'air impropre à la respiration (oxigénation), vicie les principes du sang.

La *pléthore sanguine*, l'*anémie*, le *scorbut*, *certaines fièvres intermittentes*, *asthéniques ou typhoïdes*, etc. ont pour cause la viciation des éléments du sang artériel ou veineux.

De la fièvre.

La fièvre n'est que le symptôme ou le signe de la participation que prend le système artériel aux diverses affections actives ou passives de l'économie (à part les affections primitives du cœur et du système artériel).

La fièvre consécutive n'est pas une maladie, mais un symptôme.

Trois phénomènes constituent la fièvre :

1° L'augmentation de la chaleur ; 2° le frisson ; 3° la sueur.

La fièvre est le premier et le plus énergique des efforts curatifs que fait la nature, ou la *force vitale* pour pousser au dehors, provoquer l'expulsion des principes morbides, et favoriser le retour de l'équilibre dans les fonctions générales. C'est l'expression de la lutte du principe *vital* contre les influences externes ou internes.

Dans toutes les affections *chroniques extrêmes*, lorsque la nature succombe peu à peu et de jour en jour, sous la pression de la cause qui a déterminé longtemps auparavant la maladie, cette lutte se continue jusqu'à la mort.

Qu'est-ce que la chaleur dans la fièvre ? l'effet de la concentration du sang à l'intérieur ? Qu'est-ce que le frisson ? l'absence du calorique ou du sang dans la peau ? Qu'est-ce que la sueur ? le retour du sang à la peau entraînant la surexcitation des exhalants lymphatiques, et par suite un travail plus considérable d'élimination ou de sécrétion ?

Le système artériel dans la fièvre, comme dans toutes les réactions vitales, n'est donc qu'un *agent général* mis en œuvre par la nature ou la force vitale ou la réaction organique.

Qu'entend-on et que doit-on entendre par fièvres intermittentes ? *Puisqu'il n'y a pas d'effet sans cause*, la continuité, la rémittence, l'intermittence, etc., des fièvres, sont des effets de causes continues, rémittentes ou intermittentes, etc.

Les maladies intermittentes, comme les fièvres, dépendent donc de l'influence de causes intermittentes, etc.

De toutes les causes intermittentes, les plus fréquentes, les plus actives, sont assurément les variations atmosphériques et les altérations des molécules de l'air contre lesquelles, dans l'état de la civilisation actuelle, on est sans cesse *instinctivement* occupé nuit et jour, matin et soir et à tout moment, à se prémunir : de sorte qu'on peut assurer que ces impressions incessantes et intermittentes du froid et du calorique sur la peau, et par suite sur les fonctions des exhalants et des absorbants, sont devenues une *habitude légèrement fiévreuse*. Joignez à cela l'influence *miasmatique* de cause *continue, rémittente, intermittente,* etc., produisant des affections consécutives *bilieuses* ou du foie, *muqueuses* des intestins, l'*adynamie* ou *faiblesse nerveuse,* l'*ataxie*, etc., et vous aurez l'histoire des fièvres intermittentes dans les causes qui les produisent, de celles que l'on regarde comme des *gastro-entérites*.

L'intermittence de ces *fièvres* ou de ces *réactions générales*, à l'aide du système artériel, étant due à l'action intermittente des variations atmosphériques et surtout du froid, et du froid humide, on a remarqué que le quinquina avait la propriété de les guérir quelquefois, de les guérir souvent. Le quinquina, tranchons le mot, a été regardé comme le *spécifique* des fièvres intermittentes et de l'intermittence.

Pourquoi le quinquina ne guérit-il pas toujours ces fièvres?

Les théoriciens qui ne veulent pas qu'on donne aux agents curatifs le nom de *spécifiques*, par la raison qu'il n'y a pas de médicament qui guérisse *toujours* une maladie, selon leur utopie, ne comprennent assurément pas que, si telle chose existait, on n'aurait pas besoin d'eux, et que ce serait une espèce d'immunité ou d'immortalité relative que procurerait ou pourrait procurer une première substance médicamenteuse; et puis, il n'en faudrait plus trouver que *trois* pour assurer cette immortalité, puisqu'il n'y a dans l'économie que que quatre systèmes principaux qui dominent et président à toutes les fonctions organiques.

Le quinquina ne guérit pas toujours les fièvres intermittentes (nous parlons des fièvres simples et sans complications de désorganisation), parce que la cause de la fièvre, l'impression intermittente du froid sur la peau a fait prédominer l'action des absorbants lymphatiques sur celle des exhalants; mais après avoir soustrait les malades à l'influence de la cause, rétablissez cet équilibre, chose assurément très facile, et appliquez le quinquina. Dans ces conditions, le quinquina guérira *toujours* les fièvres intermittentes et les *intermittences*. De même, si le trouble des fonctions des exhalants et des absorbants a été la cause d'une affection des muqueuses pulmonaires ou gastro-intestinales, du foie, etc., après avoir rétabli l'équilibre dans ces organes en dissipant les accidents, qui ne sont que des effets consécutifs, administrez le quinquina, non pas par l'estomac, mais par la méthode endermique, et vous guérirez toujours et la fièvre et ces maladies.

Les fièvres intermittentes reconnaissent souvent pour cause la viciation de l'air atmosphérique, dont les molécules se mêlant avec le sang, l'altèrent, le corrompent ; de là, fermentation interne d'éléments putrides que la nature s'efforce d'expulser au dehors par une suite de moyens qu'il est indiqué d'étudier et seulement de favoriser. En général, c'est vers les muqueuses et la peau que la nature pousse ces produits pour les éliminer.

Dans les maladies aiguës, la fièvre seule guérit le malade en procurant ce que les anciens appelaient une *crise* ou évacuation de la matière morbide. Quand l'élément morbide est de nature à ne pouvoir subir ce travail d'expulsion, ou que l'économie est impuissante, la maladie passe à l'état *chronique* ; l'estomac, les intestins, le foie, les organes excréteurs, s'altèrent sous son influence et se désorganisent.

Les maladies chroniques consécutives aux fièvres intermittentes sont donc des affections dont la réaction organique ou vitale parvient lentement ou ne parvient pas à dissiper la cause.

On a écrit d'immenses volumes sur les fièvres, qui auraient dû se résumer dans les quelques lignes que nous venons de tracer.

CHAPITRE XVIII.

DES MALADIES OU TROUBLES DES FONCTIONS DU SYSTÈME CELLULAIRE OU LYMPHATIQUE.

Nous ne séparons pas le système cellulaire du système lymphatique, parce que leur texture est la même, et que le premier supplée et fait les fonctions du second partout où le scalpel, ou la loupe, ou le microscope, ne peuvent parvenir à isoler les vascularités lymphatiques : dans le cerveau, par exemple.

Nous le divisons en trois systèmes, qui ne font qu'un cependant :

1° Le système cellulaire ou lymphatique général ;

2° Le système lymphatique intermédiaire aux artères et veines, *dans lequel* se passent les phénomènes de *nutrition, absorption, assimilation, exhalation ou élimination,* etc.;

3° Le système cellulaire ou lymphatique de la peau interne ou des muqueuses et de la peau externe.

Ce triple et unique système est, à l'encontre

des opinions de l'école médicale actuelle, celui dont l'action a le plus d'influence, eu égard aux fonctions auxquelles il procède.

C'est dans ce système, sans cesse occupé à *absorber*, *nourrir* et *éliminer*; dont les cellules, parcourues par des fluides blancs, s'ouvrent librement les unes dans les autres, que s'opère ce mouvement général des humeurs du centre à la circonférence, et de la circonférence au centre, qui agite toute l'économie, cause des fluxions, répercussions, métastases, etc., genre de maladies que la médecine de l'inflammation a presque passé sous silence.

Ces mêmes cellules ou vascularités lymphatiques roulées et repliées sur elles-mêmes, constituent le système *glandulaire*; c'est-à-dire forment les glandes au moyen desquelles s'opèrent des sécrétions diverses.

Le système lymphatique des muqueuses, où viennent s'ouvrir comme à la peau les vaisseaux exhalants et absorbants, opère la réflexion des fonctions du système cutané; leur solidarité est une, incessante, toujours en équilibre, et les troubles dans les fonctions des muqueuses sont suivis de troubles sympathiques et directs dans les fonctions de la peau, comme les troubles dans les fonctions de la peau exercent la même influence sur les fonctions des lymphatiques des muqueuses.

Le système lymphatique prend sa part, et la plus grande, comme les systèmes nerveux, artériel, veineux, etc., à toutes les fonctions des organes, des tissus et des fluides.

Le système cellulaire ou lymphatique n'est pas sans influence dans l'oxygénation du sang par la peau ; c'est à son aide que le travail organique pousse et porte vers les organes excréteurs tous les éléments inutiles, superflus ou psoriques, tous les aliments, toutes les substances qui ne peuvent servir à la nutrition ou à l'assimilation. C'est par lui que chaque organe, chaque tissu, chaque élément solide ou fluide, se renouvelle; et, chose admirable, au milieu de cette décomposition et de ce renouvellement incessant des molécules organiques, la pensée, cette étincelle du principe *vital*, subsiste toujours jeune, pure, inaltérée... dans le cerveau, parce que c'est le système cellulaire qui fournit la pensée qui ne s'éteint qu'avec lui.

Au système lymphatique appartiennent un grand nombre de maladies, que la médecine actuelle désigne sous le nom de *sub-inflammations*. On ne comprend pas pour quelle raison...

Les fluides lymphatiques se mêlant dans les diverses altérations des tissus aux fluides qui les parcourent, donnent naissance à des produits nouveaux, fermentescibles, psoriques, etc., qui sont la cause des maladies les plus graves, et du genre de celles que la théorie actuelle ne prévient pas et ne *peut pas guérir*. Elle les passe à la chirurgie, qui coupe une partie du système ou de l'organe.

Il serait difficile de signaler dans cet exposé sommaire, qui n'est que les prolégomènes d'un ouvrage considérable, les modifications que peut subir et faire subir aux autres systèmes, aux autres organes, aux autres fluides, le système lymphatique; qu'il nous suffise de dire *qu'il influence toutes les fonctions du centre à la circonférence, et de la circonférence au centre.*

Telle n'était pas l'opinion de Broussais; telle n'est pas celle de son école, elle eût tué la théorie de l'inflammation...; mais c'était l'opinion du malheureux BORDEU et celle de BICHAT qui voyant que la médecine s'était égarée dans les hypothèses, dans les théories, dans les utopies, la voulait ramener à l'observation de la nature et des faits, quand une mort prématurée l'a enlevé à la science.

Les altérations du fluide lymphatique, ou troubles dans la circulation de la lymphe, constituent les maladies désignées sous les noms de:

Mammite, ou maladies des mamelles ou du sein ;

L'*hépatite*, ou maladie du foie ;

La *syphilis*;.

Les *scrofules* ;

La *phthisie* pulmonaire (tubercules) ;

L'*œdème* ;

L'*anasarque*, ou infiltration générale du tissu cellulaire; la *sueur morbide*, etc., et appartiennent au trouble des fonctions ou à l'altération des fluides qui parcourent le système lymphatique.

Nous parlerons seulement des plus importantes de ces maladies, considérées sous le rapport thérapeutique, cela suffira pour les indications curatives des autres.

Des maladies du foie, ou du système bilieux.

Les divers organes du corps humain reçoivent tous des nerfs qui y portent la sensibilité, des artères qui y charient les molécules nutritives, des vascularités cellulaires ou lymphatiques, qui procèdent à la nutrition et à l'élimination, aux sécrétions propres à chacune, des veines, etc.

Dans le foie, une immense quantité de granulations obrondes de la grosseur d'un grain de millet, qui constituent cette glande, procèdent à la sécrétion de la bile. La vésicule biliaire est un réservoir d'où s'écoule la bile, surtout sous l'influence de la présence des aliments dans l'estomac. La bile sert à la digestion, effectue la chylification des aliments, le partage du chyme en chyle ou fécès ou scories. Le foie est recouvert par une membrane *séreuse* et une membrane *cellulaire*.

Le foie exerce une influence si grande sur l'économie, qu'on l'a élevé à la hauteur d'un système. En effet, la sécrétion bilieuse imprime à tout le corps certains caractères physiques qui ne sont point étrangers à la production des effets moraux ou cérébraux. On a remarqué avec raison que tous les grands courages, unis au génie, ont présenté l'heureuse prédominance des systèmes nerveux, artériel et bilieux.

Le foie appartient, comme nous l'avons dit, au système lymphatique, dont il est une dépendance, comme toutes les autres glandes ; il est la plus volumineuse du corps.

Les aliments influent surtout sur cet organe, ainsi que le climat ; il en est de même des affections de l'estomac et des autres organes de la vie végétative ; toutes les causes qui surexcitent le foie, déterminent une sécrétion plus considérable de bile, qui par sa nature trouvant facilement accès dans le système absorbant et le système artériel, est rejetée par les exhalants de la peau, qui se colore par suite en jaune (ictère, jaunisse).

La nature du foie, celle des membranes qui le recouvrent et le protégent, le rendent nécessairement dépendant de toutes les maladies du système lymphatique. Aussi le foie est-il souvent le siége de la répercussion d'une affection cutanée (dartres), goutteuse, psorique, rhumatismale, tuberculeuse, etc., *hypertrophie, atrophie, tubercule, squirres, cyrrhoses, mélanoses*, etc.

La médecine actuelle ne suivant, dans les affections aiguës du foie, que le système de l'inflammation, se contente d'opposer les saignées, les sangsues, les cataplasmes, les vésicatoires et même les sétons, moyen généralement usité aujourd'hui, quand les engorgements glandulaires sont passés à l'état chronique et qu'on a épuisé le reste.

La guérison des maladies du foie primitives, secondaires ou sympathiques, est dans le système lymphatique, et dans les organes qui ont été la cause de l'affection de cette glande. Rarement le foie, comme les autres glandes, est primitivement affecté.

Des maladies des mamelles.

Les granulations qui forment les glandes

mammaires sont analogues à celles du foie, à
cette différence près, que celles du foie sécrètent
la bile, et que celles des mamelles sont destinées à sécréter le lait. Il y a entre les mamelles
et l'utérus, chez la femme, les mêmes rapports
directs par l'entremise des nerfs et du système
lymphatique, qu'entre les muqueuses et la peau.

Dans les affections aiguës et congestives des
glandes, il arrive deux choses (et c'est surtout
à l'âge critique, ou par suite de grossesse, allai-
tement, coups, chutes, etc., que ces accidents
se produisent) : ou la constitution de la femme
est *saine*, et dans ce cas il faut bien se garder
d'agir *médicalement* en aucune manière sur la
partie malade, d'y appliquer des *sangsues*, des
ventouses, la *compression*, la *ciguë*, le *mercure*, etc.,
mais se contenter d'agir sur la généralité du système lymphatique, et de lui venir en aide en
excitant les organes sécréteurs (la ouate, le
coton, sont les seuls topiques indiqués) ; ou la
femme accuse la prédominance nerveuse, lymphatique, rhumatismale, psorique, etc., et alors
de grands dangers la menacent ; mais les plus
grands sont ceux que la médecine actuelle met
généralement en usage. Les *sangsues* d'abord,
qu'on applique sur la peau qui recouvre la glande,
afin de diminuer l'inflammation, et qui n'ont
pour effet que d'augmenter la congestion et l'en-

gorgement vasculaire. C'est une loi de l'économie, même dans l'école actuelle, une loi physiologique, que toutes les fois qu'il y a irritation sur
un point, cette irritation détermine un afflux plus
considérable de fluides; de là, engorgements,
et par suite *fluxions* toujours plus considérables; pourquoi donc, même dans l'intention de
diminuer d'un côté (sans remplir ce but) l'engorgement des capillaires artériels et veineux de
la peau, enter une nouvelle irritation sur la pré-
cédente? Pourquoi étourdir, engourdir, paraly-
ser l'action des nerfs à l'aide de la ciguë, de
l'opium, de la belladone, etc. ; ne suffit-il pas de
calmer l'éréthisme nerveux par les spécifiques ?

L'action nerveuse modérée n'est-elle pas
chose nécessaire au travail que la nature tend
toujours à opérer favorable ?

Pourquoi suspendre par la compression totale
du sein toutes les circulations ? Est-ce que l'action des vaisseaux exhalants n'est pas, le *spécifique* qui seul peut balancer et combattre la prédominance locale des absorbants ? Comment
veut-on que puisse se faire l'élimination des produits épanchés, si on intercepte les voies et les
moyens ? Est-ce que, en endormant la sensibilité nerveuse dans ces tissus, on ne suspend
pas également la bienfaisance de son action, sous
la pression de laquelle doit s'opérer la résolution

d'abord, et l'élimination des produits étrangers plus tard !

La compression du sein n'est-elle pas le moyen le plus *rationnel* pour *empêcher* tout travail de résolution dans cet organe, l'abandonner à lui-même (en le privant des moyens et des agents qui seuls peuvent naturellement lui venir en aide), et déterminer la fermentation des produits congestionnels ?

Qu'on s'étonne après cela qu'un simple engorgement du sein qui, abandonné à lui-même, se serait dissipé naturellement ; tracassé, tourmenté, irrité par les sangsues, étourdi et troublé par la ciguë et l'opium, opprimé par la compression continue, dégénère en une maladie grave, chronique, terrible quelquefois, et qui entraîne à la fin l'emploi *inutile* du fer ! (squirrhes, cancers, carcinômes, etc.)

Dans les affections des glandes mammaires, dans ces surexcitations du système lymphatique, dépendantes de dispositions héréditaires, de vices psoriques, scorbutiques, dartreux, scrofuleux, syphilitiques, d'altérations des fluides enfin, il est également défendu, de par *la raison* et *le sens commun*, d'en venir, pour combattre toujours l'*inflammation* locale, à l'application des sangsues sur ou autour de la glande, à l'emploi

des cataplasmes de ciguë, de morelle ou d'o-
pium, etc., à la compression continue enfin.

Les maladies aiguës exemptes de causes externes, les engorgements des glandes des seins
étant des affections locales dépendantes d'altérations des fluides et de troubles dans la circulation lymphatique générale, ce n'est point sur
la partie malade, sur le sein, qu'il faut agir,
par la raison que l'engorgement du sein n'est,
dans ces circonstances, surtout s'il survient à
l'époque critique chez des personnes déjà soumises à l'influence des causes que nous avons
signalées, *que le symptôme ou le signe local d'une
affection générale.*

C'est donc sur le système lymphatique, sur
tout ce système à la fois, sur le système nutritif,
qu'il faut agir dans le but de presser, de favoriser l'action, la prédominance des exhalants sur
les absorbants, et en même temps sur les organes excréteurs naturels, les intestins extrêmes,
les voies urinaires, parce que ce sont les moyens
que prend la nature elle-même pour procéder à
la guérison par l'élimination. Les sangsues appliquées sur les glandes engorgées, les narco-
tiques et la compression intermittente ou continue, ne sont que des moyens hostiles qu'il est
irrationnel de mettre en application.

C'est en même temps à détruire la cause des

infections psoriques par l'emploi des spécifiques qu'il faut donner tous ses soins.

Il est un grand nombre de maladies glandulaires de causes psoriques (scrofules) dont la nature, aidée de l'hygiène et de la diététique, finit par triompher; il en est d'autres qui trouvent dans les prédominances des systèmes, dans les conditions exceptionelles des malades, des éléments de développement plus rapides; d'autres enfin qu'il est impossible de guérir quand elles ont atteint un certain degré de développement (on aurait pu les prévenir), par la raison que l'affection glandulaire primitive s'est étendue et a envahi tout ou presque tout le système lymphatique, et qu'il est trop tard!

Toutes les fois, en effet, qu'une altération se produit dans les éléments d'un fluide qui parcourt un système (quelle qu'en soit la cause), il arrive deux choses : la première, que la nature tend au début à expulser au dehors du corps tous ces éléments psoriques; la seconde, que dans les cas où elle est impuissante, ces mêmes produits viciés sont résorbés et réintégrés dans l'économie, où leur action se multiplie d'autant, et portée sur un organe, celui qui est le plus affaibli en général, finit par envahir tous ceux qui dépendent du même système; aussi il n'est pas *une seule affection cancéreuse dans une glande ulcérée* qui n'ait produit ou *des engorgements, ou des ulcérations, ou des cancers embryonnaires* dans plusieurs autres (*tubercules*).

Dans les affections des glandes du sein, il faut respecter toujours le siége de l'engorgement, y maintenir une température douce et égale, soutenir sans pression ces organes, et soulever les forces et l'action de tous les systèmes, de tous les organes propres à venir au secours de la glande altérée et à en favoriser la guérison.

Il faut éviter surtout d'appliquer des sangsues sur la peau de la partie malade et toute autre cause d'irritation (il faut *révulser* et ne jamais *dériver*), par la raison que la nature elle-même se trompe en cherchant à expulser la psore par la glande et qu'une cause accidentelle a dévié les fluides de leurs cours.

En général, il n'y a pas de petite maladie du sein ou des autres glandes, il n'y a pas de petites maladies de la poitrine, de l'utérus, de la vessie, du cerveau, etc., *chez tous les individus dans lesquels prédomine la constitution lymphatique, héréditaire surtout*, et c'est au début de ces affections et par les spécifiques, l'hygiène et la diététique, qu'on les prévient et qu'on parvient à les guérir. Quand ces affections sont anciennes, invétérées, il est, dans quelques cas, encore possible d'en arrêter la marche et de diminuer peu à peu les accidents, suites de la désorganisation; souvent aussi toute médication est impuissante. Vainement alors le chirurgien procédera à l'ablation d'une des parties ulcérées, le malade succombera nécessairement peu après (Hippocrate).

Des maladies syphilitiques.

La syphilis est une affection du système lymphatique qui consiste dans une viciation spéciale des fluides blancs qui le parcourent. Le vice ou virus syphilitique, endermique dans certains climats, est le résultat d'un contact immédiat impur dans le nôtre. Cette affection peut être héréditaire, l'enfant la contracter au passage. Le vice syphilitique des parents transmet aux enfants en général le vice *scrofuleux* qui n'en est qu'une modification et qui appartient également au système lymphatique.

Moïse, *élevé dans la science des prêtres égyptiens,* est le législateur qui a le mieux compris l'influence et la nécessité des précautions hygiéniques.

La syphilis s'est toujours montrée sous les mêmes signes, les mêmes effets qu'elle affecte aujourd'hui ; c'était des taches, pustules, éruptions et déchirures à la peau, tout se portait et était poussé au dehors. Ces éruptions cutanées impuissantes étaient résorbées et produisaient l'engorgement et les ulcères des glandes ; plus tard, elles entraînaient l'ulcération des muqueuses et du système osseux, les chairs tombaient en lambeaux. Les accidents syphilitiques sont seulement aujourd'hui moins graves. Certaines constitutions ne sont point ou ne sont que peu éprouvées par le virus syphilitique. En général, un ulcère ou *chancre*, rarement accompagné de l'engorgement des glandes inguinales, est le symptôme de cette affection, souvent même de simples taches ou pustules. La prédominance lymphatique seule en est rudement ébranlée, ce qui n'empêche pas d'affirmer que les suites des accidents syphilitiques, les *rétrécissements du canal*, les maladies *chroniques de la vessie*, les *engorgements glandulaires*, etc., sont *plutôt l'effet de traitements inopportuns que de la syphilis elle-même*.

Le mercure est le spécifique par excellence des maladies syphilitiques ; il détruit le virus par modifications chimiques, par contact immédiat, à deux conditions cependant : la première, c'est que le système lymphatique sera placé d'abord dans certaines conditions favorables ; la seconde, que cet agent sera appliqué par la méthode *endermique*, avec les précautions indiquées.

Dans toute infection syphilitique primitive et simple, *quelques grammes de mercure* convenablement préparé (pourquoi empoisonner l'estomac avec le *sublimé corrosif?* Quel est l'ignorant qui croit que pour guérir la vérole, il faut faire *saliver* le malade et produire l'engorgement *mercuriel et syphilitique glandulaire ? Il faut pour guérir, que le malade ne salive pas!* qu'on ne *l'empoisonne pas,* que *ses cheveux, ses dents, ses os, ses nerfs ne soient jamais altérés* par le mercure !), appliqués en frictions légères sur la peau pour en faciliter l'absorption, quelques boissons sudorifiques, diurétiques et purgatives, administrées également par intervalles, en procureront *toujours* la guérison, aidées des moyens hygiéniques et diététiques. Si le malade n'est point placé dans des conditions favorables, si le mercure est *mal* administré, si les doses sont *trop* élevées, si on ne favorise pas son action par tous les moyens indiqués ; des accidents *mercuriels* viendront compliquer les accidents *syphilitiques,* et l'affection passant à l'état *chronique,* il se produira des altérations toujours plus *graves* et *interminables.*

Souvent l'action du virus syphilitique se porte de préférence sur l'iris, au moyen de la membrane séreuse qui le tapisse et qui est sous l'influence du système cellulaire ou lymphatique.

Dans les maladies de cause syphilitique *chroniques*, il faut toujours soupçonner de *nos jours*, d'un côté, l'action de la *psore vénérienne* ; de l'autre, celle du *mercure*, dont la médecine actuelle fait généralement abus, et quelquefois toutes les deux. Les affections des muqueuses du canal de l'urèthre, celles des glandes inguinales, de la prostate, etc., quand la théorie de l'inflammation les a inopportunément traitées par le mercure, les sangsues, les cataplasmes, la cautérisation, les sondes, enfin quand en dernière ressource elle a suspendu un séton à la peau, afin sans doute de mieux fixer la fluxion locale, cèdent à un traitement rationnel et endermique qui consiste à préparer le système cellulaire à de nouvelles influences *spécifiques* et à appeler à son secours, après la suppression du séton, toutes les forces organiques et générales.

Les rétrécissements du canal de l'urèthre sont TOUJOURS la suite de l'hostilité des traitements dirigés contre les affections de cet organe ; de l'emploi des sondes, des bougies, de la cautérisation et des *injections* surtout.

La médecine de l'inflammation ne fixant dans les affections des organes sexuels que le lieu ou l'organe par lequel la nature cherche à provoquer l'expulsion du virus, et cherchant à guérir *l'inflammation* de ces organes, qui n'est qu'un *effet* d'une *cause générale,* débute souvent par *cautériser les ulcères vénériens,* ce qui, dans la pluralité des cas, produit la répercussion de la psore sur les glandes inguinales d'abord (bubons), ou les testicules; puis elle applique sur la peau qui recouvre ces organes des sangsues, cause nouvelle d'irritation, souvent elle cherche *à couper* ces fluxions ou écoulements psoriques consécutifs, qui ne sont que des éliminations muqueuses *nécessaires,* et les repousse au dedans !!

Qu'on s'étonne après cela des maladies et des accidents qui se produisent chez les individus ainsi dirigés; heureux enfin, quand ils en sont quittes pour le séton, qui calme au moins leur imagination, en entretenant l'engorgement de la glande, et empêche des essais aussi inutiles que les premiers,

La guérison de la vérole et de ses suites, et de ses accidents, et de ses complications, est dans les systèmes lymphatiques, nerveux et artériel, quand l'affection est passée à l'état *chronique.* Agir sur les organes malades, c'est faire toujours le contraire de ce qu'il faut pour guérir.

De la phthisie pulmonaire.

La phthisie, ou corruption, ou consomption pulmonaire, est une maladie du système lymphatique. On a remarqué avec raison que la phthisie était souvent héréditaire. On comprend en effet que toutes les fois qu'un fluide qui parcourt un système ou un organe porte avec lui des éléments plus ou moins impurs, tôt ou tard des modifications consécutives doivent se produire, si, de bonne heure, surtout dans les cas où la prédominance lymphatique est héréditaire, on n'y met obstacle.

La médecine actuelle professe que *l'irritation* et les catarrhes sont la cause des tubercules ou de la phthisie, autant vaudrait dire que le mariage est la cause de la syphilis ; au contraire, l'inflammation pulmonaire est *l'effet* de l'altération des fluides lymphatiques qui, dans les vésicules des poumons, mêlés aux autres sécrétions, subissent certaines fermentations, à la suite desquelles s'établissent des dépôts de matière *tuberculeuse*, et lorsque la nature opère le ramollissement de ces tubercules afin d'en procurer l'expulsion au dehors, la désorganisation des tissus et l'infection générale du système a souvent été déjà produite.

On donne le nom de *tubercules* a des tumeurs de grosseur variable, irrégulières, formées par une matière jaunâtre, albumineuse, concrète. Les tubercules se rencontrent dans tous les organes et dans le tissu cellulaire ou lymphatique de ces organes. C'est de la *lymphe concrète* dont les absorbants ont dissipé la *sérosité*.

Que les accidents des muqueuses, la bronchite, la pneumonie, les pleurésies, etc., influencent le système lymphatique et favorisent le développement des tubercules, c'est un fait; mais que la lymphe s'altère et devienne plastique dans le système cellulaire, parce qu'une autre cause qu'une cause *psorique* aura altéré un autre organe dans une constitution précédemment saine, c'est une erreur.

Ainsi, toutes les causes qui favorisent la prédominance lymphatique prédisposent à la phthisie pulmonaire.

Quels sont les moyens de s'opposer à la phthisie pulmonaire? Tous ceux qui dès l'enfance, et c'est dès le premier âge qu'il faut commencer, favorisent le développement du système nerveux et artériel surtout. Quel est le moyen de guérir la phthisie consécutive aux catarrhes pulmonaires, qui, le plus souvent, n'est pas la *phthisie?* C'est de guérir la disposition rhumatismale, cause du catarrhe. On voit que nous ne partageons point l'opinon de ceux qui prétendent que le régime lacté est le meilleur moyen de prévenir la phthisie pulmonaire ou de la guérir; car ce n'est pas à guérir les tubercules à l'état de siccité que la médecine peut prétendre, c'est à les empêcher de se former ou de se ramollir (1). C'est surtout vers l'âge de la puberté que se présente le moment opportun de favoriser le développement du système artériel pour dominer l'influence du système lymphatique et terminer la cure de la phthisie pulmonaire future. A ce moment, en effet, on observe souvent chez les scrofuleux la disposition des engorgements glandulaires.

On voit tous les jours une foule de prétendus *poitrinaires* condamnés trop légèrement par les médecins ; ce sont en général des personnes maigres, rhumatisantes, nerveuses, qu'une petite toux tracasse quand il fait froid surtout, ou à la suite de la plus légère fatigue (*qui n'ont jamais de chaleur dans les pieds*) ; ces personnes ne sont point *phthisiques*, elles sont au contraire destinées à parvenir à un âge très avancé, si des conseils intelligents leur viennent en aide. Ils consistent à combattre avec sagesse la disposition rhumatismale et nerveuse, cause de l'affection ; à modifier le tissu pulmonaire par l'emploi des *spécifiques* appliqués par les voies de la *respiration* et à l'aide de leur vaporisation ; enfin à tonifier le système de la nutrition générale, etc.

(1) Le lait est le spécifique le plus convenable au développement du système lymphatique.

CHAPITRE XIX.

DES AFFECTIONS DU SYSTÈME MUQUEUX.

Le système muqueux constitue ce que nous appelons la peau interne, tapisse tous les organes à l'intérieur et leurs conduits qui s'ouvrent à l'extérieur. Il est continu au système cutané, et les différences qui séparent les muqueuses de la peau sont si minimes que, dans certaines conditions anormales ou pathologiques, ces deux tissus se confondent l'un avec l'autre ; le tissu muqueux est plus étendu que le tissu cutané.

Les membranes muqueuses sont composées d'un tissu cellulaire spongieux plus ou moins épais dans certaines parties, parsemé d'un nombre immense de petites glandes qui élaborent et sécrètent un fluide particulier (mucus). Elles reçoivent des nerfs qui les mettent en communication avec le cerveau et les nerfs g anglionaires, des vaisseaux sangnins, veineux, lymphatiques en nombre immense.

Elles sont sans cesse arrosées par les fluides

élaborés et sécrétés par les glandes, la salive, les larmes, la bile, les urines, etc.

Comme la peau, les membranes muqueuses sont continuellement en rapport avec les agents extérieurs et concourent puissamment aux fonctions des organes de la vie végétative surtout.

Comme la peau, les membranes muqueuses sont le siége de l'élimination des substances qui, par leur nature, ne peuvent servir à la nutrition et de tous les agents que la réaction organique chasse au dehors de l'économie et dirige vers les organes excréteurs.

Les membranes muqueuses tapissent les oreilles internes, les globes oculaires, le nez, la bouche, le pharynx, le larynx, les bronches, l'estomac, les intestins, la vessie, l'urethre, l'utérus, le vagin, etc.

Les affections des membranes muqueuses sont relatives surtout aux troubles des fonctions des divers organes dépendant des systèmes qui entrent dans leur texture et qui les influencent; ces tissus ne sont à l'état pathologique que l'expression des modifications générales *du système de la nutrition et de l'élimination interstitielle* comme la peau elle-même. Par les lymphatiques qui les composent, les muqueuses sont surtout sympathiques aux modifications qu'éprouve le système cellulaire général, et les absorbants et exhalants de toute l'économie dont elles sont solidaires.

Dans toutes les affections dépendantes de la viciation des fluides, ces agents hostiles repoussés du système nutritif sont portés vers les muqueuses ; dans leur impuissance à les éliminer, les muqueuses les rejettent vers la peau où vers les organes excréteurs.

Les muqueuses peuvent être le siége de *névroses* et de *névralgies*.

Les névralgies des muqueuses sont des affections de causes rhumatismales.

Les bronchorrées, leucorrhées, blennorrhées, sont des sécrétions chroniques des glandes sous-muqueuses.

La suspension des fonctions des *exhalants* dans les muqueuses est le premier symptôme ou effet des causes irritatives morbides dans ces tissus (sécheresse). Cette suspension est suivie de réaction avec sécrétions considérables des glandes sous-muqueuses et des exhalants.

Les produits du travail de réaction organique dans les muqueuses pulmonaires (crachats), sont expulsés principalement par l'expectoration, mode de terminaison naturelle de ces affections ; c'est à le préparer et à le favoriser que doit tendre toute l'intelligence thérapeutique. Si le travail naturel est impuissant, la maladie passe à l'état chronique; les produits phlegmasiques dont les portions les plus fluides sont seules résorbées *s'indurent*, la nature fait plus tard de nouveaux efforts pour les ramollir et préparer leur élimination, efforts impuissants ; des sécrétions muqueuses abondantes (catarrhes, fluxions) accompagnent l'état chronique (désorganisations).

C'est à tort que la médecine actuelle range les maladies de la poitrine ou des poumons, celles de l'estomac, des intestins, etc, parmi les maladies des membranes *muqueuses*. Cette erreur, elle la commet du reste dans la plupart des autres maladies ; nous exposerons dans un prochain ouvrage les raisons qui nous font émettre cette opinion, pour le moment admettons cette classification.

Les maladies des muqueuses sont de causes idiopathiques, consécutives, sympathiques, etc. Les maladies du fluide muqueux sont sous l'influence des causes diverses énumérées, des sécrétions trop abondantes des glandes sous-muqueuses, bronchorrées, catarrhes, blennorrhées, leucorrhées, etc.

Des maladies des poumons.

Les poumons, recouverts par les plèvres, membranes *séreuses*, sont formés par des lobules extrêmement petits (tissu cellulaire), dans lesquels se rendent les dernières ramifications des bronches, de l'artère et des veines pulmonaires. Ces lobules, recouverts d'une séreuse, sont des organes purement passifs dans leurs fonctions, ils laissent le sang s'oxygéner à travers leurs parois ou parenchyme.

Toutes les causes actives qui font prédominer la circulation nerveuse artérielle, veineuse ou lymphatique, entraînent des accidents dans les vésicules pulmonaires. L'action du froid est la principale cause occasionnelle des affections aiguës des poumons ; des efforts violents, des cris, des courses rapides peuvent aussi les produire.

Les divers systèmes qui entrent dans la texture pulmonaire peuvent y porter l'altération de leurs fluides. L'air est aussi le véhicule d'éléments miasmatiques dans les poumons.

C'est surtout dans le système pulmonaire que l'éréthisme du tissu nerveux détermine un afflux considérable de sang artériel et les phénomènes consécutifs et concomitants que nous avons signalés. C'est dans le traitement de ces altérations auxquelles la médecine actuelle donne le nom d'*inflammations*, qu'éclate surtout la sagesse de l'*empirisme* d'Hippocrate, de Sydenham, de Boerhaave, etc. qui ont divisé la marche de ces affections en trois temps : *invasion, coction* et *crise*, et qui, au lieu de vouloir faire mieux et plus vite que la nature, ont donné pour précepte de se borner à la seconder, c'est-à-dire à favoriser la terminaison de la maladie par la résolution, l'absorption ou l'expuition.

Nulle part les caractères de l'inflammation et ses effets ne se produisent avec plus d'éclat que dans le tissu pulmonaire : *invasion*, congestion du fluide artériel par suite de la congestion du fluide nerveux, *coction* ou production de sécrétions morbides, *crise* ou résolution ou élimination. Qu'a donc à faire la médecine dans de pareilles occurrences ? si ce n'est à favoriser le travail naturel, le travail nécessaire. Est-ce que les saignées abondantes, les saignées *jugulatives* peuvent jamais prévaloir sur les saignées purement *nécessaires* et propres à favoriser la marche naturelle de la maladie ?

Le travail *nécessaire*, c'est celui-là seul qui peut amener la maladie à se terminer par *résolution, absorption* et *élimination* des produits morbides.

Sans cela, qu'arrive-t-il ? Les lymphatiques impuissants à procurer l'absorption complète des produits phlegmasiques ne s'emparent que des plus fluides, de là l'*induration* ; de nouveaux efforts de la nature tendent à procurer la résolution de ces indurations, *suppuration* ; mais l'impuissance des absorbants faisant encore défaut, l'œ-

dème, la désorganisation, la gangrène, se déclarent.

La médecine actuelle oppose à l'inflammation
des muqueuses pulmonaires les *saignées générales faites largement et répétées jusqu'à ce que les
symptômes de la gêne pulmonaire et de la participation du système artériel* (qui est cause) *diminuent
d'une manière sensible.* Quaud il n'y a *plus* de
chaleur à la peau, de fréquence dans le *pouls*, elle
met un vésicatoire au bras, quelques loochs nar-
cotiques et les purgatifs complètent le traitement. Roche, page 407, tome 1er.

D'autres *étranglent* la maladie par les saignées
jugulatives ou *jugulatrices*.

D'autres administrent le *tartrate antimonié* de
potasse. On a cependant observé que, par ce
moyen, les pneumonites qui se terminent naturellement dans une quinzaine de jours (1), ne
se guérissent que dans quarante ou cinquante.
Tous ces théoriciens, enfin, veulent faire mieux
et plus vite que la nature qui ne demande qu'une
quinzaine.

C'est surtout en médecine qu'il faut que le *bon
sens* domine toutes les actions du praticien.

La saignée est assurément le moyen *spécifique*
pour combattre la congestion artérielle ; mais

(1) *Acuti morbi intrà dies quatuordecim judicantur*, HIPP.

pourquoi la continuer toutes les six, douze ou vingt-quatre heures, jusqu'à la cessation des accidents inflammatoires ? Pourquoi n'attendre que de la saignée la rémission de l'éréthisme nerveux dont la congestion sanguine n'est que l'effet ?

Pourquoi ne pas agir contre la *cause*, en modifiant favorablement la température de la chambre du malade d'abord ?

Pense-t-on que, dans les surexcitations des muqueuses pulmonaires, les saignées générales fréquentes et abondantes, les saignées jugulatives ou jugulatrices ne sont point fréquemment la cause du passage de la maladie à l'état chronique ? La prostration extrême des systèmes artériel et nerveux n'est-elle pas une cause d'asthénie des organes qui doivent procéder à l'élimination des produits morbides et guérir la maladie ? Que si les accidents des muqueuses pulmonaires se produisent dans des constitutions débiles ou lymphatiques ou psoriques, où la nature prendra-t-elle les forces nécessaires au travail d'élimination ?

Dans ces cas le vésicatoire au bras, les loochs opiacés, ou purgatifs, seront-ils des moyens bien rationnels, bien héroïques pour mettre en action toute la puissance du système lymphatique ? L'affection dans ces circonstances passe à l'état chronique ; une petite toux sèche revient périodique, accompagnée d'oppression, de chaleur de la peau, à la paume des mains surtout, puis de sueurs; le malade languit, maigrit, s'épuise, rejette des crachats puriformes mêlés de sang; il tombe dans le marasme et s'éteint.

Où donc, dans les affections des membranes muqueuses pulmonaires, est-il indiqué de porter l'action directe des moyens ou agents spécifiques propres à favoriser localement le travail naturel? *précisément sur et par les voies de la* RESPIRATION, EN LES VAPORISANT et favorisant ainsi leur absorption.

Comment la médecine actuelle n'emploie-t-elle pas ce moyen, *le plus sage, le plus direct, le plus rationnel?*

C'est qu'elle combat l'*inflammation!*...

CHAPITRE XX.

DES AFFECTIONS DE ·L'ESTOMAC, GASTRITES, GASTRAL-
GIES, GASTROSES.

Nous pensons que dans les affections, et surtout dans les affections aiguës de l'estomac, la
médecine actuelle prend encore l'*effet* pour la
cause, qu'elle attribue aux affections des muqueuses, des modifications ou troubles de leurs
fonctions, avec ou sans altérations des tissus,
qui ne sont que des symptômes *locaux* ou *muqueux*, de modifications *générales* des systèmes
de l'économie.

L'estomac et le duodénum, ou second estomac, sont les organes, le premier, dans lequel
se passent les phénomènes de la *chimification* du
bol alimentaire; le second, dans lequel se passent surtout les phénomènes de la *chylification*,
ou plutôt de l'élaboration secondaire que doit
subir la *pâte chymeuse* pour être convertie tout
à fait en chyle par le travail des absorbants
lymphatiques ou veineux, ou de tous deux; le
mélange de la sécrétion bilieuse est ce qui opère

la chylification dans le duodénum. L'estomac n'est donc que l'organe qui *convertit les aliments en une masse homogène (chyme),*

Le duodénum, l'organe qui *lui fait subir,* à *l'aide de la bile,* une modification secondaire et consécutive (*chyle*).

L'estomac est composé de trois membranes, une *séreuse,* une *musculeuse,* une *muqueuse,* de nerfs, d'artères, de veines, de lymphatiques, de glandes, etc. Il est recouvert par une partie du péritoine, membrane *séreuse.*

Faisons remarquer une fois encore qu'en entrant dans les détails de la texture intime et organique, nous sous-entendons que, par ces tissus qui constituent chaque organe, ils peuvent être chacun le siége de maladies *secondaires.*

Ainsi, la seule destination de l'estomac, sa destination *naturelle,* ses fonctions sont de réduire, à l'aide de *tous les éléments qui l'influencent ,* les aliments en une masse homogène. La seule destination du duodénum est de leur laisser subir, en la favorisant cependant, une seconde modification par le mélange avec la sécrétion bilieuse.

Ainsi l'estomac n'est pas l'organe qui DIGÈRE les *aliments.* C'est l'organe qui sous l'influence et la présence des substances alimentaires, opère des sécrétions glandulaires et un travail musculaire, propre à les réduire en une masse homogène.

Le duodénum ensuite fait subir à cette même masse, sous l'influence et à l'aide de la bile, une seconde modification de la circonférence au centre, et les chylifères ou absorbants puisent dans cette pâte chyleuse les sucs ou aliments nutritifs qui, versés dans le torrent de la circulation, puis oxigénés avec le sang dans les vésicules pulmonaires, sont destinés à être distribués par les artères à toutes les parties de l'économie, où elles subissent enfin *dans le tissu cellulaire intermédiaire* aux artères et aux veines, des modifications qui les rendent propres à être diversement élaborées encore; telles sont les fonctions de l'estomac et celles du duodénum, ou estomac secondaire.

Les causes *idiopathiques* des maladies de l'estomac sont : *l'abus des aliments et des boissons, leurs sophistications par le génie industriel, et l'administration des substances médicamenteuses et toxiques par la voie de cet organe, dans le but de parvenir à la guérison des maladies.*

L'estomac reçoit de prime abord l'influence des aliments, boissons et agents externes. En vain il se contracte et se soulève pour repousser *instinctivement* celles qui sont hostiles ou incendiaires ; il en subit, momentanément du moins, les effets.

En bonne logique, il est aussi peu rationnel de vouloir donner à préparer à l'estomac pour l'absorption (même dans l'intention de les faire servir à la guérison des maladies) des substances ennemies de cet organe, que de chercher à faire produire à un autre des sécrétions qui ne sont pas dans sa nature.

Les médicaments, c'est-à-dire les substances qui ne contiennent pas de principes assimilables, les poisons, qui corrodent la fibre de l'estomac, l'ulcèrent, la désorganisent, quelque étendus qu'on les suppose, sont nécessairement et toujours repoussés par les absorbants lymphatiques et les veines mésaraïques. Veut-on qu'ils puissent être absorbés ? impropres, hostiles aux diverses élaborations intimes, le seul but du travail naturel sera de les éliminer au plus vite. Peuvent-ils servir à la guérison d'une maladie ? qu'on les applique par la méthode endermique.

Que sert donc de les envelopper d'une couche inerte ou aromatique pour tromper l'instinct de conservation (plus rationnel dans ce cas que la raison médicale qui les impose), et les faire avaler plus facilement au malade. Ce que tous ces agents produisent par la continuité de leur emploi dans ces circonstances, C'EST UNE GASTRITE.

Dans toute maladie longue dans laquelle la théorie médicale actuelle a fait un usage longtemps continué de semblables moyens, il est physiquement impossible que des désordres et des altérations graves ne soient pas produits dans l'estomac, le duodénum et le tube intestinal qui les expulsent et sont solidaires les uns des autres.

Parmi les causes secondaires des altérations des muqueuses de l'estomac et du système muqueux tout entier, il faut surtout compter les infections psoriques.

Les gastrites aiguës ou irritations des muqueuses de l'estomac, ou éréthismes primitifs ou secondaires des tissus nerveux de l'estomac, accompagnées d'un aflux plus considérable de fluide artériel, veineux, lymphatique, etc., se terminent par résolution, absorption et élimination des produits phelgmasiques, ou passent à l'état de maladies *chroniques* de l'estomac, catarrhes de l'estomac, ramollissement des muqueuses, désorganisations, ulcérations, squirrhes, cancers, etc.; une diète trop sévère et trop longtemps prolongée est aussi une cause de gastrite.

Il faut bien se persuader que digérer est une action aussi nécessaire à l'estomac, que respirer aux poumons. Quand cet organe le peut, il le doit, et il faut qu'il digère... vous lui donnez bien à digérer des tisanes indigestes dans toutes les gastrites.

Les gastralgies commes les entéralgies sont des affections relatives aux cordons nerveux qui se distribuent à l'estomac, aux tissus qui le composent et aux intestins.

La médecine actuelle oppose à la gastrite, ou inflammation de l'estomac, les saignées locales à l'épigastre, les boissons froides et glacées, la glace sur la région de l'estomac, etc.

Le traitement des affections actives de l'estomac doit varier selon les causes d'abord, et la nature primitive sympathique ou consécutive de l'affection; dans la gastrite de cause nerveuse, rhumatismale, goutteuse, psorique, scrofuleuse, dans celles qui dépendent des affections du péritoine et des système lymphatique et artériel, la règle de conduite du médecin est tout à fait différente : ce que nous avons exposé dans les considérations précédentes doit suffire pour mettre sur la voie des véritables indications curatives. La saignée locale et générale n'est jamais nécessaire que dans les cas d'une congestion *vasculaire sanguine locale.*

Les chagrins sont encore une des causes les plus directes de la gastrite. Ce sont les *plexus,* les *centres nerveux* et *non* le *cerveau,* qui sont le

siège du *sentiment*, le cerveau ne fait que le *rai-
sonner*.

Les chagrins suspendent et affaiblissent l'action nerveuse dans l'estomac d'abord, l'altèrent
dans ses fonctions, puis dans les tissus qui le
composent, ces modifications réagissent sur le
foie, sur les intestins, sur le cerveau. Toujours,
une pensée triste, une nouvelle fatale, tombe sur
l'estomac, le resserre, le rend douloureux, et ce
n'est que par sympathie que le cerveau participe
à la sensation de l'estomac ; aussi, le mal de
tête n'accompagne jamais dans ces circonstances le mal d'estomac. L'indication est de guérir
le chagrin...

*Des maladies de la vessie, ou mieux, des mu-
queuses de la* VESSIE, *de* L'URÈTHRE, *de* L'UTÉRUS
et du VAGIN. *Cystite, rétention d'urine, hémorrhagies vésicales, catarrhes de la vessie, pyurie
muqueuse, etc.*

Les reins, la vessie et l'urèthre sont les organes sécréteurs et excréteurs de l'urine, l'u-
rèthre donne aussi passage à une autre sécrétion
(sperme).

La vessie est un réservoir membraneux co-
noïde, composé de trois tuniques : une *séreuse,*

formée par le péritoine, une *musculeuse*, une *muqueuse* : qui reçoit des nerfs, des artères, des veines, des lymphatiques, etc.

La vessie a pour fonctions de contenir quelque temps l'urine et de l'expulser ensuite.

L'abus des liqueurs alcooliques ou autres boissons, la présence ou l'introduction de corps étrangers, *calculs*, *sondes*, *bougies*, etc.; le séjour trop prolongé de l'urine, et les affections générales des autres muqueuses, sont les causes des maladies de la vessie.

Les irritations aiguës de la vessie produisent les mêmes phénomènes morbides organiques dans la muqueuse cystique que dans celle de l'estomac et des intestins, etc.

La rétention d'urine a pour causes idiopathiques l'affaiblissement, ou la paralysie des nerfs de la membrane musculeuse de la vessie, ou des obstacles que la force contractile de cet organe ne peut surmonter. Les obstacles à l'émission des urines peuvent exister au niveau du col de la vessie, ou sur un point de la longueur de l'urèthre. Tant de causes simples ou combinées peuvent produire la rétention d'urine, que nous ne chercherons pas à entrer dans aucune considération à ce sujet. Il nous suffit de dire qu'à part la présence de corps étrangers, c'est en dehors de la vessie qu'il faut chercher à guérir les rétentions d'urines, catarrhes, pissement de sang, etc.

Il en est des maladies de l'urèthre comme de celles de la vessie ; l'urèthre est un canal formé par une membrane *muqueuse*, une membrane *cellulaire* et un tissu *spongieux*.

Les maladies de l'urèthre sont de causes occasionnelles ou simples, ou la suite d'affections psoriques, syphilitiques ou autres.

Les maladies de l'urèthre, désignées sous les noms de *gonorrhée, blennorrhagie, écoulements* chroniques, *blennorrhées*, etc., sont généralement la suite de l'infection syphilitique ou psorique ; dans les cas contraires, des traitements hygiéniques et diététiques suffisent à les guérir.

La blennorrhagie (dont les blennorrhées ne sont que la terminaison indéfinie) de cause syphilitique se produit quelques jours après le coït impur, avec les symptômes suivants : démangeaison, irritation légère à la verge, gonflement et rougeur du méat urinaire, suintement d'un mucus limpide d'abord, puis irritation sympathique dans la vessie, envies plus fréquentes d'uriner, sécrétions muqueuses plus abondantes, émission de l'urine toujours plus douloureuse, sécrétions puriformes sanguinolentes en rapport enfin avec la gravité des désordres dans la muqueuse uréthrale ou vésicale ; l'irritation du canal de l'urèthre, produite par l'action du virus syphilitique, se propage quelquefois à la prostate, aux glandes de Cowper, aux glandes inguinales, aux testicules, etc.

Il y a deux indications bien importantes à suivre dans le traitement des blennorrhagies vénériennes. Le premier, le plus urgent, le seul qu'il faut d'abord mettre en pratique, c'est de combattre les *accidents phlegmasiques* ; le second, d'appliquer, en *temps opportun*, les *spécifiques*.

Il n'est jamais rationnel, il est hostile et funeste de *couper* ces sortes de *chaudepisse* dès leur apparition ; tout au plus pourrait-on se le permettre à l'égard de blennorrhées chroniques ; ce qui, dans ces cas même, n'est jamais prudent. Il n'est jamais rationnel, il est hostile et funeste pour le malade, de cautériser les chancres ou ulcères syphilitiques, dartreux, etc.

Parce qu'on aura supprimé tout à coup un écoulement de nature syphilitique ou autre, pense-t-on avoir guéri la cause psorique de la maladie ? Parce que les symptômes extérieurs n'existent plus, n'y a-t-il aucun danger à craindre ? De deux choses l'une, ou la maladie n'est pas de nature vénérienne ou psorique, et de simples remèdes diététiques la dirigeront naturellement vers une terminaison heureuse ; dans le cas contraire, tôt ou tard le malade sera puni de la faute du médecin, parce que la cause, la *psore*, le *virus*, auront été répercutés à l'intérieur.

Il ne faut jamais, dans les engorgements *chroniques* des glandes, de la prostate, des testicules, et à la suite des affections de l'urèthre de cause syphilitique, appliquer des sangsues sur ces parties; à moins qu'on ait intention d'éterniser ces engorgements, parce que ces engorgements glanduleux appartiennent au système lymphatique, qui peut seul et doit être seul par conséquent mis en action pour les dissiper. Il en est de même des sétons, dont l'emploi local doit être rationnellement rejeté.

Quant aux sondes et aux bougies, dont la chirurgie fait un si dangereux emploi à l'égard des affections chroniques de l'urèthre (qui généralement ne le deviennent que par la faute du médecin, ou plutôt de la médecine actuelle), nous comprenons leur emploi toutes les fois qu'il s'agit de *déboucher le canal* et repousser un obstacle matériel. Hors cela, et s'il s'agit de guérir une maladie *générale* dans un symptôme *local* qu'on cautérise, nous renvoyons ce moyen à ceux qui l'appliquent.

On aura beau, dans d'autres circonstances, chercher par ces moyens à dilater le canal de l'urèthre, si les muqueuses sont enflammées, la dilatation momentanée sera de nul effet, à part les accidents qu'elle pourra entraîner... Dans les autres cas elle ne sera que temporaire, et non sans danger. Toutes les maladies chroniques des muqueuses de cause syphilitique *mal guéries* entraînent dans la vieillesse, des *affections de la vessie,* organe qui est toujours affaibli.

Des maladies de l'utérus, c'est-à-dire des muqueuses utérines et vaginales, blennorrhagies, catarrhe vaginal, leucorrhée, flueurs blanches, catarrhe de l'utérus, etc., squirrhe, cancer, ulcère du col utérin de la matrice, etc.

Les muqueuses de la vessie et de l'urèthre chez l'homme, celles de l'utérus, et surtout de la partie de l'utérus qui communique avec le vagin chez la femme, sont le siége d'altérations spéciales, surtout à la suite de l'infection de l'économie par des causes de nature psorique générale, des virus syphiliques, dartreux, etc. Il faut remarquer que ces organes sont les excréteurs naturels de l'économie ; que par l'entremise de leurs muqueuses, la nature favorise surtout et procure l'élimination des éléments hostiles, des virus, etc. Il n'est donc pas surprenant que ces agents, sans cesse repoussés vers ces tissus, repris par les absorbants, et repoussés encore vers eux, finissent par les altérer, les désorganiser, et entraîner ces dénaturations auxquelles on donne les noms de squirrhes, ulcères rongeurs, cancer, carcinômes, etc., etc.

Les affections chroniques des muqueuses de la vessie, de l'urèthre et du vagin sont donc surtout des maladies graves et désorganisatrices, parce que loin de combattre les causes de l'affection générale que la nature tend à éliminer par ces voies, la médecine actuelle considère ces maladies comme des *inflammations locales idiopathiques*, les laisse se continuer à l'état chronique, et désespérée enfin, les passe aux mains de la chirurgie, qui tranche avec le fer toutes les difficultés, après toutefois avoir inutilement mis en œuvre la *cautérisation*.

Aussi, après la thérapeutique de l'inflammation, les saignées, les sangsues, les vésicatoires, les sétons, la médecine actuelle arrive à la *cautérisation*, puis à l'*extirpation*.

CHAPITRE XXI.

DE LA CAUTÉRISATION.

Il est bien dommage qu'on ne puisse pas cautériser l'estomac, la vessie, les intestins, les poumons, comme on cautérise le vagin, l'urèthre et les muqueuses de l'œil.

Si la cautérisation est un moyen de guérir les muqueuses du vagin, de l'utérus, du canal de l'urèthre, après l'épuisement de tous les autres *antiphlogistiques*, pourquoi ce moyen ne serait-il pas appliqué dans les affections de toutes les muqueuses qui reconnaissent les mêmes causes et présentent les mêmes altérations?

De nos jours, dès qu'une femme se plaint de douleurs *chroniques* dans les parties, de troubles dans les fonctions, la médecine et la chirurgie actuelles s'entendent pour la soumettre à la cautérisation, après avoir toutefois combattu inutilement *l'inflammation*. Qu'une maladie de l'estomac, une disposition rhumatismale, des excès, la malpropreté, des dartres, la gale, la syphilis, etc., soient la cause de la maladie locale, la cautérisation suit toujours le traitement impuissant de *l'inflammation chronique*.

Cautériser, est-ce autre chose que détruire par un caustique au lieu de détruire par le fer?

Brûler ou couper est-ce guérir? est-ce faire cesser et la *cause* de la maladie et les *désordres* qu'elle a produits dans les tissus?

Si une femme présente des taches, des plaques, des stries, des fissures, des excoriations, des ulcères dans le vagin ou sur la matrice, témoignages de déchirures faites par la nature pour chasser de l'économie les éléments d'un vice psorique, scorbutique, galeux, dartreux, scrofuleux, etc., pourquoi? par quelle raison? de quel droit fermez-vous cet émonctoire naturel? Penseriez-vous par hasard que l'action du caustique est un moyen propre à guérir l'infection générale?...

A quelles suites n'entraînent pas ces cautérisations! Ne faut-il pas que la nature porte ailleurs ces produits viciés qu'elle dirigeait vers l'organe excréteur, celui dans les fonctions duquel rentre cette élimination? Croyez-vous la forcer à les éliminer par les autres voies déjà impuissamment tentées par elle?

Qu'on s'étonne après cela qu'une affection qui aurait cédé à des soins presque purement hygiéniques ou diététiques, entraîne les plus graves désordres et les plus terribles conséquences, et que la cautérisation favorise les désorganisations et les dégénérescences squirrheuses, cancéreuses, qu'on livre au fer chirurgical, alors qu'il n'est plus temps de sauver la vie du malade.

Que va-t-on chercher à cautériser dans le canal de l'urèthre? Est-ce un ou plusieurs petits ulcères? De deux choses l'une : ou cet ulcère est un effet de l'infection syphilitique ou autre, et dans cette circonstance, guérissez la maladie syphilitique ou les autres, et vous n'aurez pas besoin de *cautériser* l'ulcère ; ou il n'y a point d'ulcère, mais une affection locale, symptôme ou reste d'une affection chronique générale, traitez dans cette circonstance et l'affection générale et l'affection locale ; mais vous n'avez rien à cautériser ou à détruire par le *caustique*. S'il n'existe dans les muqueuses de l'urèthre que ce que vous appelez une inflammation, traitez *l'inflammation*, et ne la cautérisez pas. On ne cautérise pas les inflammations, même dans votre théorie...

Dans les affections de la conjonctive (ophthalmies), dont toutes les causes *internes* sont dépendantes d'altérations des fluides dans les muqueuses, les oculistes ne pensent-ils pas pouvoir guérir le système muqueux en cautérisant la

11

conjonctive de l'œil, ou en enlevant avec des ciseaux courbes le *bord libre* des paupières?

Il faut considérer l'utérus, le vagin, la vessie, l'urèthre, pour ce qu'ils sont, c'est-à-dire les organes excréteurs *naturels* de l'économie, de même que l'intestin extrême, les poumons, les autres muqueuses et la peau.

C'est par là que la force organique rejette tout ce qui est étranger ou nuisible.

Ou les agents que le travail naturel cherche à éliminer ne portent avec eux aucun élément putride, psorique ou fermentescible, et à l'aide de traitements rationnels, dépuratifs, etc., dans ce cas, les maladies de ces organes se terminent par résolution et élimination naturelles. Dans les circonstances, au contraire, où ces éléments sont de nature psorique, sans cesse poussés au dehors, sans cesse résorbés, portés tantôt sur un organe, tantôt sur un autre, sur les excréteurs de préférence, ils suppléent par des déchirures à l'insuffisance des exhalants et produisent les désordres auxquels on applique la *cautérisation*, quand il ne faudrait opposer que l'*épuration* en favorisant l'*élimination* et en empêchant la *résorption*.

La théorie actuelle professe qu'aucun signe n'apprend à distinguer le squirrhe *utérin* curable de celui qui ne l'est plus. Il est évident que tant que l'infection générale, cause de l'affection squirrheuse, n'a point été dissipée, le squirrhe ou la désorganisation locale ne peut être guérie par aucun moyen médical ou chirurgical, et dans toutes circonstances, ce squirrhe, qui guérit ou qui a guéri sous le fer, se reproduit un peu plus tard sur le même organe ou ailleurs.

Il en est de l'amputation de la partie squirrheuse ou cancéreuse comme de la cautérisation. Nous avons vu dans les hôpitaux opérer à trois reprises différentes des affections de ce genre, qui repoussaient toujours sous l'influence de la cause générale qui les avait produites; une entre autres chez une jeune fille atteinte d'une affection syphilitique à l'anus (méconnue).

La médecine endermique repousse la cautérisation comme un moyen anti-rationnel et auquel il ne faut recourir que dans certains cas exceptionnels et de *cause purement locale* et *externe*. Elle considère les maladies de ces organes comme dépendantes de causes qui sont propres à leur texture quelquefois ; comme des maladies consécutives aux autres affections des systèmes et des organes et à l'altération des fluides surtout, et leur oppose, selon les cas, les traitements généraux en même temps que les spécifiques RATIONNELS.

CHAPITRE XXII.

DES AFFECTIONS DU SYSTÈME SÉREUX.

Le système séreux se compose de membranes formées de *tissu cellulaire condensé*, qui ne présentent qu'un *lacis de vaisseaux absorbants et exhalants*, pénétré par quelques vascularités peu apparentes, artérielles, nerveuses et veineuses. Elles ont la forme d'un sac dont les deux faces internes seraient en contact l'une avec l'autre. Leurs faces externes s'appliquent, l'une sur l'organe qu'elles recouvrent, l'autre est en rapport avec les parties supérieures.

Destinées à des fonctions *supplémentaires* à celles du système lymphatique et général dont elles ne sont, considérées surtout dans leur texture, que des *dépendances*, les membranes séreuses, par le fluide albumineux qu'elles sécrètent, favorisent les mouvements des organes et contribuent à la production des phénomènes de leur nutrition, en les fixant.

L'arachnoïde cérébrale, le péritoine, les plèvres, le péricarde, l'arachnoïde rachidienne, les tuniques vaginales, les capsules synoviales sous-cutanées, celles des tendons, des capsules articulaires, sont des membranes séreuses. Le liquide que sécrètent les séreuses des articulations a reçu le nom de *synovie*; on appelle *hydrarthrose*, l'hydropisie ou l'accumulation de la synovie. Toutes les membranes séreuses peuvent être le siége d'une *hydropisie*, ou défaut d'équilibre dans les fonctions des absorbants et des exhalants, épanchements de sérosité par suite dans ces membranes.

Les maladies des séreuses sont, au début, toujours consécutives aux modifications qu'éprouve ou qu'a éprouvées le système lymphatique ou séreux; ce sont des troubles dans les fonctions des exhalants et des absorbants, *rhumatismes* sans altération des éléments de la sérosité, ou avec altération de ces mêmes éléments, *goutte, rhumatisme articulaire chronique, hydrarthrose, tumeurs blanches*, etc.

Le froid, le froid humide est en général la cause directe et primitive des affections des séreuses.

Il faut regarder ces affections comme rhumatismales, et elles le sont en effet, pour en obtenir la guérison.

La *pleurite,*

La *péritonite,*

L'*ascite*,

L'*hydrocèle*,

L'*arachnoïdite*,

Ne sont que des hydropisies lentes ou subites, légères, intermittentes ou apoplectiques des membranes séreuses (voyez l'article *Fluxions*).

La médecine de l'inflammation oppose aux épanchements dans l'arachnoïde ou *apoplexie séreuse*, les saignées générales et locales, les révulsifs, un large vésicatoire sur la tête, la glace, les affusions d'eau froide pendant que le corps est plongé dans un bain chaud, le mercure à l'intérieur et à l'extérieur, les purgatifs salins; on a même proposé le trépan. Elle termine par le séton.

Nous nous permettons de penser, 1° que les saignées, qui sont le moyen rationnel à opposer aux apoplexies sanguines, ne conviennent pas aux apoplexies *séreuses*, puisque la cause est tout autre; 2° que les applications de sangsues au cou, aux oreilles ou à la nuque sont également contr'indiquées dans l'apoplexie séreuse, parce qu'elles favorisent la congestion et les fluxions : ce n'est pas le trop plein de sang artériel qui produit l'apoplexie séreuse, c'est le trop plein ou plutôt la fluxion des fluides blancs vers le cerveau; nous acceptons l'emploi des révulsifs, et rejetons celui des affusions d'eau froide sur la tête pendant que le malade est placé dans un bain chaud, la réaction est trop dangereuse. Le mercure n'est pas, qu'on sache, le *spécifique* propre des fluxions séreuses.

Il suffit de jeter un coup.d'œil sur l'organisation, les dispositions et les fonctions et dépendances du système séreux pour juger les indications qui se présentent au début et dans le cours de ces troubles dans les fonctions des membranes séreuses organiques, afin de ne point combattre comme l'indique la théorie actuelle, les *effets*; mais pour attaquer la maladie des séreuses dans le système séreux et lymphatique général qui les produit et qui en est *cause*. Quant à la pratique de la ponction, si elle est suivie de succès dans quelques hydropisies (hydrocèle), nous ne l'avons jamais vue suivie de succès dans l'hydropisie péritonéale. Il vaut mieux en prévenir la nécessité. On peut guérir les hydropisies surtout au début par les traitements *endermiques* des affections des systèmes séreux et lymphatique.

Des affections du système fibreux ou ligamenteux.

De même que les membranes séreuses sont composées d'un tissu cellulaire plus dense que le tissu cellulaire général, et sont, comme nous l'avons dit, placées sous la dépendance du système lymphatique, de même les membranes fibreuses sont également composées d'un tissu ou de fibres cellulaires plus denses encore que celles des membranes séreuses, et sont sous la dépendance organique et vitale de ces tissus.

Il en est de même du tissu osseux, qui n'est que du tissu cellulaire dans les aréoles duquel se déposent des phosphates calcaires pour former les os.

Les muscles sont les organes du mouvement volontaire dans l'économie, et du mouvement placé sous l'influence des centres nerveux. Composés de fibres irritables et contractiles, enveloppés par les aponévroses, membranes *fibreuses*, attachés par des cordons *ligamenteux* dont les mouvements sont facilités par des membranes synoviales, les muscles reçoivent un grand nombre de nerfs, d'artères, de veines, etc. Les muscles participent surtout aux affections des systèmes lymphatique, séreux, fibreux, et sont, comme ces membranes, le siége du rhumatisme.

CHAPITRE XXIII.

DES RHUMATHISMES ET DE LA GOUTTE, TROUBLE DANS LA CIRCULATION ET ALTÉRATIONS DU FLUIDE SÉREUX ET LYMPHATIQUE.

Le *rhumatisme*, la *goutte*, ne sont pas des *inflammations*, ce sont les suites de troubles dans la circulation des fluides blancs d'abord, et des altérations par suite des éléments qui les constituent. Le *rhumatisme* est une répercussion de la transpiration cutanée sur un tissu lymphatique ou cellulaire, séreux, fibreux ou synovial. La *goutte*, c'est la même chose, et de plus, le dépôt dans une articulation des éléments altérés, tenus en suspension auparavant dans les fluides séreux, travail de dedans en dehors dans le premier cas, de dehors en dedans dans le second.

Ainsi, la goutte comme les rhumatismes sont des affections du système lymphatique, et proviennent de la prédominance des exhalants ou des absorbants, les uns sur les autres. Voilà la *véritable cause* des rhumatismes et de la goutte, primitive dans le système lymphatique, consécutive dans le système séreux, se portant de dehors en dedans dans le rhumatisme, réagissant de dedans en dehors dans la goutte. C'est en effet une loi physique que tous les fluides qui ne sont pas agités s'altèrent dans leurs éléments. Il suffit donc, pour donner naissance à l'élément rhumatismal ou goutteux, que les fluides lymphatiques ou séreux éprouvent un certain temps d'arrêt dans leur circulation, sous l'influence des causes qui mille fois par heure, pendant toute la durée de la vie, modifient les fonctions des lymphatiques de la peau et des séreuses et par suite celles des membranes qui appartiennent aux mêmes systèmes ou sont placées sous leur dépendance. Que sera-ce donc si, avec l'élément lymphatique altéré, se combine dans certaines idiosyncrasies l'élément dartreux, syphilitique, scorbutique, etc. etc. ?

La théorie de l'inflammation confond, sous le nom d'*arthrite*, ou inflammation du système fibreux, les rhumatismes, la goutte et les accidents par causes occasionnelles ou mécaniques. (Ouvrages cités.)

La goutte et le rhumatisme sont la suite des répercussions multipliées de la transpiration ; nous évitons de nous servir de termes scientifiques. La preuve, c'est qu'on observe que les enfants, parce qu'ils transpirent beaucoup ; que les femmes, jusqu'à la cessation des époques, parce que l'épuration se fait par les menstrues ; que les ouvriers laborieux, par la même raison que les enfants, sont *exempts* de la goutte. On remarque encore que les militaires sont généralement atteints de rhumatisme d'abord et de goutte dans leur vieillesse : effet de la vie des camps, stationnaire et agitée : que ceux qui se retirent d'une vie active, que ceux dans lesquels prédomine la constitution lymphatique, ceux qui abusent des alcooliques et mènent une vie sédentaire, sont dans ces circonstances atteints de rhumatisme et de goutte, parce que toutes ces circonstances favorisent la prédominance des absorbants sur les exhalants. De plus, tous les moyens, tous les remèdes que l'on fait pour la guérison des rhumatismes et de la goutte, sont précisément *ceux* qui favorisent la transpiration cutanée.

L'hiver, le froid, qui fait prédominer l'action des absorbants cutanés, augmente les rhumatismes et donne les accès de goutte ; l'été les suspend. Les hémorrhoïdes chez les hommes préservent des accès de goutte.

La nuit, pendant laquelle la température atmosphérique baisse même dans les appartements chauffés le jour, exaspère les crises rhumatismales ou goutteuses.

Plusieurs auteurs conseillent, pour guérir la goutte, les voyages dans les climats chauds; enfin, les sueurs terminent et préviennent les accès de goutte (1).

Pourquoi les accès de goutte amènent-ils les calculs? Parce qu'ils suspendent les sécrétions.

La sagesse et la haute raison de la méthode endermique éclatera surtout dans le traitement des rhumatismes et de la goutte.

Expliquons-nous cependant. Comme l'art de procurer la guérison d'une maladie ne consiste qu'à favoriser le travail et les effets organiques, et les moyens que la nature elle-même emploie; nous dirons que dans le traitement de ces affections, la médecine rationnelle parviendra toujours à ce but avant *la désorganisation des tissus*.

Les gens du monde se persuadent, dit Voltaire, que le médecin est un dieu qui, moyennant un petit écu, va les guérir de toutes leurs maladies. Ils caressent en effet une affection, la laissent se développer peu à peu, altérer peu à peu leur santé, infecter et désorganiser l'économie, et se décidant, quand il est souvent trop tard, à prendre des conseils; ils se plaignent de l'incurabi-

(1) Né d'un père et d'une mère rhumatisants et goutteux, goutteux nous-même depuis l'âge de vingt ans, c'est à notre occasion que nous avons fait toutes ces réflexions sur les rhumatismes et la goutte.

lité de leurs maux, et de l'impuissance de la médecine !

C'est ce qui arrive surtout à l'égard des affections qui causent la perte de la vue, qu'on cherche à guérir surtout quand elles se sont presque terminées par la *cécité*. C'est ce qui a lieu à l'égard des rhumatismes et de la goutte surtout.

Il y a des auteurs qui prétendent que l'estomac n'est pas étranger à la production de la goutte. C'est très vrai, l'estomac, comme la tête, comme tous les autres organes, est plus ou moins *solidaire*; mais de ce qu'un homme boit ou mange trop, il ne s'ensuit qu'une chose dans les circonstances rhumatismales ou goutteuses, c'est que l'affection de l'estomac les accompagne comme peuvent faire celles de tout autre organe et les influence en même temps, et que les aliments excitants, fibrineux, etc., comme les boissons alcooliques modifient seulement l'action des exhalants par la surexcitation interne qu'ils occasionnent.

Que faut-il faire pour guérir la goutte? Guérir d'abord les rhumatismes par tous les moyens qui peuvent favoriser la prédominance des exhalants cutanés sur les absorbants, agir sur tous les organes excréteurs tour à tour, et suivre sévèrement les préceptes d'hygiène et de diététique convenables et propres à épurer la sérosité.

Dans les rhumatismes, les moyens thérapeutiques internes, les aliments dépuratifs, en excitant le travail des fonctions des lymphatiques, suffisent à la guérison ; dans la goutte, ces moyens demandent à être secondés des agents spécifiques propres à procurer la résolution et l'absorption par suite des produits séreux amassés dans les articulations ; il est à remarquer que c'est à la surface extérieure de l'articulation que viennent s'éliminer naturellement les sécrétions arthritiques,

Le colchique est pour nous le spécifique le plus convenable pour modifier les, accidents arthritiques chroniques, et guérir, *autant que possible*, la goutte.

Est-ce pendant les accès qu'il faut employer ces moyens? Point. C'est dans les intervalles. Combattre les accidents qui sont la cause et la suite des congestions vasculaires pendant les crises est toujours la première indication dans toutes les maladies aiguës.

Sous le nom de goutte remontée, on comprend des accidents expliqués au chapitre des fluxions, métastases, etc.

CHAPITRE XXIV.

DES MALADIES DE LA PEAU.

La peau est l'enveloppe externe du corps, comme les membranes muqueuses en sont l'enveloppe interne ; leur texture, les éléments qui les composent, les fluides qui les parcourent, les fonctions auxquelles elles procèdent, sont à peu près les mêmes : fonctions d'absorption, d'élimination, de circulation artérielle, veineuse, nerveuse, etc.; tout, jusqu'à l'épiderme, qui n'est que de la mucosité concrète, est identique dans ces tissus.

Nous avons dit au chapitre des affections des membranes muqueuses, que les modifications de la peau interne réagissaient sans cesse sur la peau externe, *et vice versâ.*

Par les muqueuses et par la peau, le corps humain se trouve en rapport direct avec tous les objets extérieurs et soumis à leurs influences diverses, par suite à toutes les causes externes des maladies.

Que doit-on entendre par maladies de la peau,

qu'entend la théorie médicale actuelle par ce qu'elle appelle les *inflammations* de la peau, *érysipèles*, *furoncles*, *anthrax*, *urticaires*, *rougeole*, *variole*, *scarlatine*, *pemphigus*, *gales*, *dartres*, *teignes*, etc.? Ces maladies de la peau ne sont pas des *inflammations* de la peau, mais des *trous* que la nature fait à la peau pour faire sortir un virus ou *psore*. Les influences des agents extérieurs sur la peau externe, produisent des troubles primitifs dans les tissus cutanés, voilà les maladies de *la peau*, ou altérations primitives de la peau : les troubles des fonctions de ces membranes sont consécutifs aux troubles dans les systèmes généraux et à l'altération des fluides qui les parcourent ; dans le premier cas, les accidents morbides de la peau consistent à modifier et troubler les fonctions des lymphatiques, celles des nerfs, des artères, des veines, des glandes de la peau, et à réagir d'une manière plus ou moins active sur leurs systèmes ; dans le second, les maladies de la peau sont toujours la suite de l'élimination des vices psoriques que la nature cherche à procurer par la voie des muqueuses, ou par celle des organes excréteurs, et surtout par la peau. De ce nombre sont les *érysipèles*, qui se terminent à la peau par des pustules remplies de sérosité âcre et roussâtre qui causent de si vives démangeaisons : le *furoncle*, l'*orgéolet*, l'*anthrax bénin* ou *malin* (*charbon*), l'*urticaire*, la *rougeole*, la *roséole*, la *scarlatine*, le *pemphigus*, le *zona*, la *suette*, la *miliaire*, la *petite vérole*, la *vaccine*, la *gale*, les *dartres*, la *teigne*, la *lèpre*, etc.

C'est donc vers la peau, toujours vers la peau, qu'il faut favoriser le travail d'élimination naturelle dans toutes ces affections de la peau qui ne sont pas des maladies de la peau, mais des psores ou altérations des fluides qui cherchent à sortir par la peau. Il y a bien inflammation de la peau dans la peau ; mais la cause ou la maladie est ailleurs.

On comprend combien dans ces maladies il est important de mettre la peau dans les conditions les plus favorables au travail naturel, à la prémunir contre l'influence hostile des agents extérieurs et du froid surtout, qui, repoussant la fluxion, la fait se reporter selon les lois des sympathies, sur les muqueuses et les organes qu'elles recouvrent et aux fonctions desquels elles concourent ; combien il est important d'agir sur le système nutritif, qui est le point de départ de la force tonique ou de la réaction ; de mettre en application les spécifiques propres à épurer le sang et les fluides, et à pousser à leur élimination vers la peau.

Quelles sont donc les indications, rationnelles et raisonnables, qui se présentent dans les maladies dites de la peau? 1º Favoriser le travail d'élimination vers la peau ; 2º Épurer le sang par les spécifiques et à l'aide de l'hygiène, de la diététique ; 3º Éviter toutes les causes qui influencent et troublent les fonctions de la peau, enfin toutes les causes d'excitations des membranes muqueuses, et surtout se garder bien de guérir la peau et de cautériser ou fermer ces issues.

Si vous cautérisez un ulcère, vous repoussez au dedans ces éliminations des fluides contaminés ; il en est de même si vous cautérisez les dartres, les gales, les boutons de la petite vérole, de la rougeole, etc.

Le malade peut, il est vrai, se croire guéri ; mais *hæret lateri lethalis arundo*, et les accidents se reportent sur d'autres organes avec plus d'intensité.

Telle est la conduite à tenir dans toutes les maladies de la peau, ou ce qu'on appelle les *inflammations* de la peau. Lorsque le travail d'élimination a été troublé, n'importe par quelle cause, et qu'un ou plusieurs des systèmes ou des organes de l'économie ont été affectés par suite de la répercussion des fluides psoriques, c'est à rappeler ces fluxions à la peau que doivent tendre d'abord tous les efforts du médecin.

Pour cela, il est deux moyens toujours faciles ; le premier, de suspendre sagement la surexcitation des organes malades; le second, d'agir avec vigueur et continuité sur la peau externe et les excréteurs naturels. Ainsi, on évitera ces affections des muqueuses qui laissent des traces si longues de maladies chez les enfants, et les fluxions oculaires qu'ils gardent souvent toute la vie.

Qu'on ne perde jamais de vue que toutes les affections organiques des poumons, de l'estomac, des intestins, etc., qui succèdent à ces suspensions de sécrétions de la peau, sont toutes de causes psoriques, c'est-à-dire dues à l'altération des éléments qui constituent les divers fluides, et à des troubles dans les systèmes cellulaire et séreux.

Toutes les affections de causes psoriques cèdent nécessairement aux traitements rationnels que la médecine endermique leur oppose, celles même qui sont de cause héréditaire, si elles sont combattues dès l'enfance surtout. Celles de causes accidentelles cèdent toujours quand elles sont traitées intelligemment au début; les affections organiques consécutives à la répercussion de l'élimination cutanée, sont également sûrement curables; enfin le seul moyen de prévenir les suites de l'infection générale qui entraîne nécessairement la dégénérescence squirrheuse, cancéreuse, carcinomateuse, etc., c'est de mettre en application, par la méthode endermique seule, les agents ou moyens spécifiques que nous avons indiqués.

L'*érythème*, l'*érysipèle*, l'*orgéolet*, le *furoncle*, l'*urticaire*, la *roséole*, la *rougeole*, la *scarlatine*, le *zona*, le *pemphigus*, la *suette*, la *miliaire*, la *variole*, la *varicelle*, la *gale*, les *dartres*, la *teigne*, etc., reconnaissent pour cause la viciation psorique du fluide SÉREUX. Toutes ces maladies subissent les périodes suivantes : *inoculation*, *fermentation* (coction) et *élimination*.

L'élimination consiste dans la production de points, taches, vésicules, boutons, pustules, phlyctènes, ampoules, etc. Une sérosité limpide d'abord, puis trouble et jaunâtre, poussée vers la peau, est la cause de ces altérations de la peau qu'elle corrode. Cette sérosité se convertit plus tard en pus par son mélange avec les sécrétions dermatiques, se concrète, se durcit en écailles dans les dartres et la teigne surtout.

Le travail d'élimination de ces produits psoriques s'annonce par la concentration des forces et du sang à l'intérieur, frissons, puis chaleur et réaction à l'extérieur, avec accélération du pouls, secousses nerveuses, accidents dans les muqueuses et les divers organes, etc. Cette élimination a lieu au moyen des exhalants lymphatiques, et les exhalants des muqueuses subis-

sent, en sens inverse, les effets du TROP PLEIN,
c'est-à-dire que dans les cas où la peau est impuissante à suffire à cette élimination, les muqueuses sont appelées à y suppléer ; ces affections ne sont donc pas plus des maladies *de la
peau* que des maladies des *muqueuses*.

Lorsque la petite vérole est *confluente*, c'est alors
surtout que les accidents des muqueuses et leurs
suites se produisent. Malheureusement, il est dans
la carrière médicale de ces causes de maladies
si promptes, si actives, si graves, que tout l'art
médical est impuissant, parce que l'art, c'est le
temps de mettre en application les moyens propres à venir au secours du travail organique, et
il n'est pas souvent au pouvoir du médecin de
remédier aux désordres produits par les agents
psoriques, septiques et désorganisateurs. Aussi,
la désorganisation des muqueuses de la poitrine,
de l'estomac, des intestins, par suite de l'éruption répercutée de ces produits non éliminés,
peut entraîner rapidement la mort des malades.

Tous les auteurs ont remarqué que ces affections, et la petite vérole surtout, étaient plus
graves l'hiver ou au mois de janvier qu'au printemps ; la raison, c'est qu'au printemps l'organisme est sous l'influence d'une surexcitation
générale, et que l'hiver la température influence

davantage et comprime l'action des exhalants de la peau.

Qu'y a-t-il à faire dans les maladies qui nous occupent? Est-il rationnel de chercher à faire avorter ces éruptions, de les repousser au dedans, de les renfermer dans l'économie? Il n'y a pas un médecin qui puisse le penser. Il suffit donc de les diriger et de les favoriser, en les modérant et même en les contrariant avec les plus grandes précautions quelquefois. Il n'est pas possible de tracer, dans de telles occurrences, de règles de conduite; tout est soumis aux phénomènes qui se produisent sous l'influence de la cause première, de celle de la réaction vitale, et l'idiosyncrasie des sujets.

En général, les conditions les plus favorables pour faciliter les éruptions sont celles dans lesquelles elles se sont produites, en ayant soin toutefois de placer les malades hors des influences atmosphériques brusques, et de remédier aux accidents qui se développent. La saignée ainsi, le froid, la chaleur, les purgatifs, les aliments, etc., peuvent avoir leurs avantages et leurs inconvénients. Lorsque l'éruption est terminée, c'est alors surtout qu'un second danger menace les malades; il faut les tenir pendant *trois semaines renfermés* dans leur chambre, puis les exposer peu à peu à l'air extérieur.

Nous ne saurions trop blâmer la conduite des parents qui, au sortir de leurs appartements bien chauffés, exposent l'hiver leurs enfants demi-nus à l'action de l'air extérieur ; on ne s'accoutume jamais à passer brusquement ainsi du chaud au froid et du froid au chaud. Et lors même que la peau s'est durcie sous l'influence de l'air, les éruptions qui doivent avoir lieu par cet organe sont difficiles toujours, impuissantes souvent et se reportant sur les muqueuses, entraînent des accidents souvent mortels.

On rendra toujours les accidents des fièvres éruptives moins graves chez les enfants, en ayant le soin de les tenir, à l'époque où les maladies se déclarent, dans des conditions générales et *intestinales* hygiéniques et préventives. Il est d'ailleurs des signes connus de tous les médecins qui indiquent la nécessité de parer à tous les accidents de ce genre chez les enfants (1).

Des dartres.

Les dartres et la teigne sont des affections psoriques du fluide séreux surtout, de cause héré-

---

(1) *Il faut que les mères aient soin d'observer si l'haleine des enfants est* PURE *et si les vents qu'ils laissent échapper, répandent une très mauvaise odeur.* dans ces cas il faut les PURGER de suite et deux fois à un jour d'intervalle.

ditaire quelquefois, plus souvent la suite de maladies qui sont aux affections de la peau, que nous avons énumérées avant elles, ce que sont les maladies chroniques aux maladies aiguës; la dartre communiquée à un sujet sain et robuste ne laisse que des traces locales, qu'une légère irritation produite à la peau suffit à dissiper; dans d'autres idiosyncrasies, le vice psorique est absorbé, fermente et entraîne des désordres de plus en plus graves.

Dans les affections désignées sous le nom de *dartres*, le virus psorique ne diffère de la sérosité viciée qui tend à être éliminée par la peau dans toutes les autres affections dites cutanées (la lèpre exceptée), que par la nocuité plus grande du virus qui est la suite de l'ancienneté de l'infection. Aussi la plupart des dartres sont-elles de causes héréditaires, chroniques et invétérées. Certaines professions y exposent de préférence.

On compte sept ou huit espèces de dartres, et les nosographes les rangent d'après la forme extérieure que prennent les sécrétions séreuses en se séchant et se durcissant au contact de l'air, c'est ce qui nous importe le moins. Ce qu'il est urgent de chercher à savoir, c'est si ces affections et celles qu'on classe parmi les maladies de la peau sont réellement des affections dépendantes de la viciation psorique du *fluide séreux* ou de tout autre. Cette opinion est la nôtre ; chaque fluide de l'économie, en effet, témoigne par des effets et des altérations des tissus (spéciales) de la nature de la cause qui le vicie. Il n'y a pas à confondre la dartre, la rougeole, la petite vérole avec le scorbut, ou les altérations du fluide nerveux ou lymphatique ou bilieux... Dans une telle opinion, les moyens propres à agir sur le système lymphatique et séreux, les moyens propres à épurer la lymphe et la sérosité, les agents spécifiques capables de neutraliser le virus dartreux, en même temps ceux qui agiront sur le système cellulaire intime (de la nutrition) et sur tous les excréteurs naturels, devront procurer la guérison des DARTRES ; c'est aussi ce qui a lieu par les moyens appliqués dans les conditions et à l'aide de la médecine endermique.

Qu'est-ce qu'une dartre ou un ulcère rongeant ? Si ce n'est le produit de l'élimination ou de l'action caustique et désorganisatrice du vice dartreux.

Le soufre est le spécifique qui guérit les dartres à en croire la théorie actuelle, puis le mercure, puis l'iode, puis l'antimoine, puis les sucs de certaines plantes, puis le lait, puis le plomb, puis la liqueur de Van-Swieten (les théoriciens appellent LIQUEUR le *sublimé corrosif* en solution dans l'eau distillée), puis l'eau salée, l'eau de lavande : prenez toutes ces drogues et cherchez à guérir une dartre invétérée!..

La guérison des dartres est dans le tissu cellulaire intime, dans l'excitation de la *force tonique*, l'emploi endermique des spécifiques propres à neutraliser le virus dartreux et les moyens propres à faire prédominer l'action de tous les exhalants à la fois et tour à tour. Il en est de même de la teigne, de la lèpre et de la gale.

Il y a des théoriciens de l'école de Broussais qui pensent que la gale est une *phlegmasie* cutanée, *essentiellement* contagieuse, consistant en des vésicules légèrement élevées au dessus du niveau de la peau, etc., etc. Il y en a d'autres qui croient que la gale est produite par un insecte (acarus) et qui l'ont très bien observé au bout de leur microscope. Nous avons fait longtemps de la microscopie avec un savant, homme très honorable du reste et qui a publié des ouvrages très estimés, nous avons la vue myope et par conséquent excellente pour ces sortes de recherches, nous examinions avec lui les *acarus* de la gale. Il les voyait parfaitement, il les a dépeints, dessinés : par complaisance nous avions la faiblesse de dire que nous les apercevions, nous confessons notre faute, nous ne les avons jamais vus.

Sans doute l'acarus ou tout autre produit animé de la fermentation psorique peut prendre naissance dans les croûtes de la gale : mais l'acarus n'est pas la cause de la gale, l'acarus n'existe pas dans les boutons ou pustules récentes surtout, nous avons fait ces recherches *sur nous-même*.

CHAPITRE XXV.

DES MALADIES CHRONIQUES. — *Constat æternâ*
positumque lege est, constet ut genitum
nihil durare posse.

La mort naturelle est une maladie chronique
naturelle.

La maladie aiguë est celle qui suit régulièrement ses périodes et se termine par les seules
forces de la réaction organique ou vitale.

Une maladie chronique consiste dans un trouble des fonctions, produit par une cause contre
laquelle la réaction vitale a été impuissante.

La théorie actuelle donne le nom d'inflammations aux maladies *aiguës* et d'inflammations ou
phlegmasies *chroniques* à ces mêmes maladies,
quand elle n'a pu parvenir à en procurer la guérison. De sorte que ne voyant dans ces affections
que des *inflammations*, ce sont des inflammations
chroniques qu'elle poursuit, qu'elle combat sans
cesse et toujours, et précisément par tous et les
mêmes moyens qu'elle a déjà impuissamment

opposés à l'inflammation aiguë, comme nous l'avons déjà dit. Si le malade change de médecin, il retombe d'un *inflammationnaire* dans un autre, jusqu'à ce que l'on suspende *un séton* à son cou ou à *toute autre partie* de son corps ou qu'on y creuse un cautère, clôture générale de la thérapeutique de la théorie des *inflammations chroniques.*

La théorie de l'inflammation est, et sera toujours impuissante à procurer la guérison des *maladies chroniques.*

Pour elle l'*irritation* est la cause de l'*inflammation*, ce qui n'est qu'exceptionnellement vrai, comme nous l'avons déjà établi, et dans les cas même où l'irritation est la cause de l'inflammation, cette cause *organique locale* n'est-elle pas toujours sous la pression et la dépendance de la *cause de l'irritation* ?

Que produit l'inflammation? (Acceptons les maladies exceptionnelles dans lesquelles la *douleur* est accompagnée de *tumeur, rougeur et chaleur,* celles qui portent au suprême degré tous les caractères de l'inflammation.) Qu'arrive-t-il? L'irritation nerveuse attire une affluence plus considérable de sang artériel sur le tissu ou l'organe affecté ; l'afflux plus considérable de sang artériel produit l'engorgement d'abord, puis la rupture des capillaires extrêmes. Le sang rouge fait irruption dans les vaisseaux blancs et le tissu cellulaire, les fluides se mêlent, se décomposent, s'altèrent, les tissus ulcérés fournissent sans cesse à la sécrétion d'éléments dont la présence augmente les accidents, il se forme des produits ou dépôts séreux, albumineux, fibrineux, fermentescibles, toutes les fonctions des tissus intermédiaires aux artères et aux veines sont suspendues, etc.; voici quels sont les effets directs et consécutifs de l'*inflammation aiguë* dans les maladies *aiguës*.

Que fait alors la médecine de l'inflammation?

Elle commence par saigner, elle applique des sangsues, des cataplasmes opiacés ou résolutifs, elle dérive à l'aide de purgatifs, ou de drastiques, ou de diurétiques; elle met en usage toutes les ressources de la thérapeutique chimique, *sans règle, sans méthode, sans indications rationnelles*. Pourquoi? parce que c'est enseigné et publié *comme cela*... Elle appelle l'estomac à préparer, disposer et porter, en les distribuant à chaque organe, des médicaments hostiles, incendiaires, qu'il s'efforce d'éliminer au plus vite. Et puis quand, par cette médication, ou malgré cette médication, la nature a été impuissante contre la maladie et les remèdes; quand l'affection persiste, c'est-à-dire passe à l'état *chronique*, elle poursuit encore des mêmes moyens cette même inflammation, jusqu'à ce que le malade y renonce ; elle le marque alors du séton ou du cautère, *cachet de l'incurabilité de l'inflammation chronique* par la *thérapeutique de l'inflammation.*

UN SÉTON, UN CAUTÈRE, et par dessus UNE GASTRITE : voilà les résultats *curatifs* de la thérapeutique de l'inflammation dans les *maladies chroniques,* dans celles de la tête, des yeux, de la poitrine, du cœur, de l'estomac, des intestins, des glandes, de la vessie, etc., etc.

La médecine de l'inflammation est impuissante et hostile dans les maladies chroniques, parce que ce n'est plus, parce que ce n'est pas *l'inflammation* qui est la cause de la maladie *chronique;* cet effet est remplacé désormais par un effet *tertiaire* qui est devenu CAUSE à son tour.

Ainsi, dans les maladies aiguës, quand la force de la réaction organique et générale triomphe, tous les désordres sont réparés et les produits des sécrétions altérées rejetés hors de l'économie. Dans les affections *chroniques,* les efforts et le travail naturel ont été impuissants à procurer cette élimination ; ces agents étrangers, fermentescibles, hostiles ou putrides, sont désormais la CAUSE d'un travail continu d'*altération* et de *désorganisation,* d'un côté ; d'*efforts impuissants et incessants,* de l'autre ; et dans cette lutte, c'est la nature qui est destinée à lentement agoniser, parce que ces causes organiques locales entraînent *nécessairement* l'altération des fluides, et l'altération des fluides la décomposition des organes. En vain la nature les pousse vers les sécréteurs, en vain elle leur ouvre toutes les voies d'expulsion et d'élimination, ils finissent, si tout autre art que celui de la médecine actuelle ne vient à temps au secours de l'économie, par infecter *tout* un ou plusieurs systèmes, et le malade succombe entre ces luttes qui se continuent jusqu'à son dernier soupir.

L'inflammation n'est donc plus la cause du dépérissement organique et de l'infection générale, c'est la désorganisation locale, non par suite de l'inflammation, mais par l'effet de l'influence de la cause primitive (de celle qui a déterminé l'irritation), sur une prédominance ou disposition constitutionnelle ou idiosyncrasie organique.

Ainsi, chaque individu est affecté non seulement selon les causes, mais surtout selon ses dispositions organiques ou constitutionnelles, selon la prédominance d'un ou de plusieurs systèmes de son économie. La prédominance lymphatique est celle dans laquelle les maladies aiguës passent le plus facilement à l'état chronique, et dans lesquelles les sécrétions morbides passent le plus facilement à l'état *psorique*.

Si donc vous opposez aux maladies chroniques (et regardant les affections *chroniques* comme des *inflammations*, vous ne pouvez faire autrement) les mêmes saignées, les mêmes moyens ou remèdes qui vous servent à combattre les maladies *aiguës*, vous faites précisément le contraire de ce qui est rationnellement indiqué, vous épuisez le système artériel et nerveux, dont l'action et la prédominance peuvent *seuls* contrebalancer et dominer la prédominance lymphatique et veineuse, c'est-à-dire procurer la guérison des maladies chroniques, qui ne peut s'obtenir :

1° Que par l'épuration des fluides altérés et à l'aide des *spécifiques;*

2° Par l'augmentation de la *tonicité organique* qui réside, non dans l'estomac, mais dans le système de la nutrition, dans les systèmes artériel et nerveux ;

3° Par l'élimination des éléments morbides ou psoriques à l'aide de tous les moyens et de toutes les voies naturelles de l'hygiène, de la diététique, etc.

La médecine actuelle, la théorie de l'inflammation est donc *impuissante* d'abord, et par suite *hostile*, par les traitements qu'elle oppose aux maladies *chroniques*.

Que les médecins et les malades n'oublient jamais que tout l'art médical ne consiste qu'à *préparer*, *disposer* et *aider* le travail et les efforts naturels ; et que les chirurgiens se pénètrent bien de cette vérité : que dans les maladies chroniques, les ulcères ne sont que des *cautères* naturels qu'il ne faut jamais *brûler* pour les *fermer ;* que ce n'est pas en cautérisant l'utérus, ou le vagin, ou l'urèthre, ou les yeux, qu'on dissipe les *causes* de ces maladies *chroniques*, et que toutes les fois qu'ils procèdent *tutò*, *citò et jucundè*, à l'ablation d'une tumeur squirrheuse ou cancéreuse surtout de cause INTERNE, *il en existe une grande quantité d'autres* dans les dépendances du système lymphatique, ou autre.

CHAPITRE XXVI.

DES FLUXIONS.

Nous avons dit que la théorie de l'inflammation opposait aux maladies *aiguës* les *dérivatifs*, c'est-à-dire des moyens actifs appliqués près de l'organe malade, et des *révulsifs* ou les mêmes moyens appliqués aux parties éloignées de l'organe malade, afin de prévenir le passage de l'inflammation à l'état chronique ou à l'état d'*inflammation chronique*, et nous avons ajouté *sans règles, sans méthode et sans indications rationnelles*.

Il arrive en effet, lorsque les produits de l'*inflammation même* ne peuvent pas être résorbés, et dans une foule d'affections locales ou organiques de cause surexcitative, que la présence d'agents hostiles, ou la surexcitation nerveuse locale, produit un afflux plus ou moins considérable de fluides artériels veineux, lymphatiques, séreux, etc., ce sont ces déplacements de fluides détournés de leur cours naturel et attirés vers un point ou un tissu, ou un organe, auxquels on donne le nom de *fluxions*.

Le but des saignées, des sangsues, des ventouses, des synapismes, des vésicatoires, des cautères, des moxas, dans ces circonstances, est de prévenir ou combattre la fluxion ou ces déplacements de fluides, qui font ou peuvent faire irruption sur un tissu, sur un organe, en les appliquant près du lieu de la douleur (dérivatifs), ou au loin (révulsifs).

Il y a deux sortes de fluxions : les unes qui se portent sur les organes excréteurs, qu'il faut toujours favoriser ; les autres qui se portent vers les autres organes, qu'il faut toujours combattre, en commençant par les plus importants, qu'il est indiqué de sauver, même en attirant la fluxion sur un organe de fonctions secondaires.

Les fluxions veineuses, qui se portent sur des organes excréteurs (hémorrhoïdes), sont des fluxions qu'il faut modérer et ne point supprimer. Ces fluxions suppléent à l'action des lymphatiques, déjà insuffisante.

Les hémorrhagies artérielles sont des fluxions qu'il faut toujours faire cesser ; elles se portent sur la tête, la poitrine, l'estomac, la vessie, etc., et cherchent à suppléer à l'insuffisance ou à l'impuissance d'autres fonctions.

Les fluxions des fluides bilieux, lymphatiques, séreux, muqueux, doivent toujours être combattues, elles sont une cause de produits nouveaux et toujours plus altérés.

Ainsi, dans toutes les affections où il se produit des hémorrhagies artérielles, des congestions ou épanchements de fluides séreux, muqueux, bilieux, lymphatiques, par suite de causes aiguës, chroniques, psoriques, métastatiques, etc.; au début des catarrhes pulmonaires et autres, de l'hydropisie, de l'ascite, de l'hydrocèle, du diabète, de la sueur morbide, de la bronchorrée, de la leucorrhée, de la péritonite, etc., il faut non seulement combattre les causes de la fluxion, mais encore mettre en application les *dérivatifs ou les révulsifs*.

Dans quels cas et dans quelles circonstances est-il indiqué d'agir par dérivation ou par révulsion?

Cette question est tellement importante que l'application inopportune de la révulsion ou de la dérivation peut entraîner les plus graves conséquences.

On donne le nom de *métastases* aux fluxions qui quittent un organe pour se porter sur un autre. Dans cette circonstance, il faut, si l'organe nouvellement affecté est plus important, rappeler d'abord la fluxion à son siége primitif, en attendant que l'on puisse porter remède à la cause.

Les fluxions se forment d'une manière lente, rapide, continue, intermittente, etc.

Dans *tous les cas de pléthore générale sanguine*, il faut débuter par une saignée générale *révulsive*, qui a pour but de favoriser l'absorption à laquelle la pléthore fait toujours obstacle.

Les fluxions nerveuses, artérielles, veineuses, lymphatiques, doivent être combattues d'après les lois de la texture des systèmes et des organes et des sympathies qui les relient dans l'ordre de leurs fonctions. Ainsi, dans les fluxions sur le système nerveux, il faut déplacer les congestions du fluide ou la douleur qui en est le signe, et la porter sur une partie éloignée du point fluxionné (révulser). Dans les fluxions du système artériel, après les soustractions générales sanguines, il faut *révulser* vers les parties les plus éloignées de l'organe affecté.

Dans les fluxions du système lymphatique, il est indiqué de révulser au loin vers la peau, les muqueuses et les excréteurs naturels.

Dans les fluxions des séreuses, il faut *dériver* vers la peau, vers les muqueuses, les voies urinaires surtout, et les intestins extrêmes.

Dans les fluxions bilieuses, vers les intestins d'abord, la peau ensuite, et les voies urinaires.

Dans les fluxions veineuses, il faut *révulser* vers les lymphatiques de la peau : Dans l'âge mûr, dans la vieillesse, il est quelquefois indiqué de dériver vers la vessie et les intestins extrêmes,

Dans les fluxions sur les yeux, sur les oreilles; dans les engorgements des glandes des seins, du foie, de la prostate, des testes, etc., il ne faut jamais appliquer de sangsues, de vésicatoires, etc., sur la peau voisine du lieu de la congestion, jamais *dériver*, toujours *révulser*, vers le système qui est *cause*.

Dans les fluxions chroniques des systèmes lymphatiques ou séreux sur un organe, hors les cas de pléthore générale, il ne faut point saigner et appliquer de sangsues sur la peau qui recouvre l'organe affecté; il faut révulser vers la peau et vers les excréteurs.

Les ventouses sèches conviennent toutes les fois que la cause de la fluxion n'est pas compliquée de vice psorique ou autre.

Les ventouses scarifiées sont indiquées dans les cas de rétrocession des éruptions de la peau.

Les agents qui irritent la peau de manière à y produire des sécrétions, sont indiqués toutes les fois qu'il est nécessaire de procurer, de favoriser l'éruption des humeurs; dans les affections de causes *lymphatiques* ou *séreuses* surtout. Les vésicatoires ne doivent venir à leur suite que quand il est indiqué de les fixer à demeure (pour un temps), non dans les fluxions de cause nerveuse. Il en est de même des cautères, moxas et sétons, qu'il ne faut jamais appliquer sans indications naturelles, c'est-à-dire organiques ou des systèmes.

Quel est le but pour lequel on applique un vésicatoire, un séton, un cautère? De procurer l'écoulement des humeurs. Si les humeurs, malgré l'intention du médecin, ne se portent point vers ces solutions de continuité à la peau, que faut-il faire? Agir différemment.

Un exutoire est mal appliqué et inutile, s'il *ne donne pas.*

Nous ne sommes point partisan des dérivations, mais, en général, des *révulsions*. Nous n'avons jamais obtenu de bons effets des dérivatifs, hors les indications signalées. Nous croyons être sûr de l'excellence de l'application rationnelle et logique des *révulsifs*, selon les lois des sympathies naturelles et des textures organiques.

Si on compare ces principes d'application des révulsifs et des dérivatifs aux affections fluxionnaires, aux engorgements des organes par les divers systèmes, à ceux du système glandulaire, séreux, artériel, nerveux, etc., on jugera facilement la différence qui les sépare des applications de la médecine de l'irritation.

Dans le but de prévenir et guérir les fluxions considérées comme cause des *maladies chroniques*, il ne faut pas dériver au début des affections aiguës. Il ne faut jamais *dériver* sur et autour d'un organe par les saignées locales, les sangsues, les irritants, les vésicatoires, les moxas, les cautères, le fer rouge, etc., quand l'affection de l'organe est liée et dépendante d'une fluxion d'un des systèmes généraux de l'économie ; le système nerveux, artériel, veineux, lymphatique, ajoutons *séreux*. La raison est toute simple : c'est que la dérivation dans toutes ces circonstances, est le meilleur moyen d'activer la fluxion sur ces organes, par suite de l'irritation locale qu'elle ajoute à celle qui a précédé, et qui a été la cause de l'*engorgement fluxionnaire* : il faut toujours *révulser*.

Quand faut-il *dériver* sur l'organe ? Après qu'on n'a plus à craindre de renouveler la congestion primitive, et dans le but de combattre une congestion ou engorgement *organique indépendant* de toute participation fluxionnaire des systèmes.

Quant à la méthode d'application de la dérivation et de la révulsion, elle dépend de la sagesse et de l'intelligence du médecin et varie selon les causes, les organes, les systèmes, l'âge, le sexe, etc., etc.

Nous n'ignorons pas que des praticiens distingués emploient la méthode dérivative, hors des cas signalés par nous, quelquefois avec succès ; qu'une très grande quantité de sangsues appliquées sur le foie ou l'estomac, au début des *maladies aiguës*, enlèvent la maladie, *comme un grand coup de sabre, ainsi que disait Lisfranc.* Ce moyen a réussi quelquefois ; entre nos mains souvent, les suites ont été si déplorables que nous y avons renoncé.

En bonne morale médicale, un médecin ne doit jamais *risquer* de rendre son malade plus malade, pour le guérir tout d'un coup en l'exposant ; il vaut mieux le guérir un peu plus lentement et sûrement.

CHAPITRE XXVII.

DE LA MÉDECINE HOMŒOPATHIQUE.

Nous sommes loin, quelque respect que nous éprouvions pour les médecins qui la pratiquent, de partager les idées, d'accepter les principes de l'école homœopathique, qui, du reste, n'est que la théorie de CAMPANELLA sur l'*esprit vital*.

La théorie homœopathique repose sur ces principes : *il n'y a que la force vitale* DÉSACCORDÉE *qui produise les maladies.* (Exposition de la doctrine homœopathique, par HAHNEMAN, page 117.)

Les médicaments ne peuvent rétablir la santé ou l'accord de la FORCE VITALE, *qu'en agissant sur elle* (page 119, id.).

D'où il suit que, dans toutes les maladies, la force vitale DÉSACCORDÉE est *cause*, et que les médicaments agissent sur la FORCE VITALE elle-même.

Nous professons : 1° que le principe vital n'est jamais et ne peut jamais être malade, ou la force vitale jamais *désaccordée* par elle-même : *Est Deus in nobis, agitante calescimus illo.*

2° Que les médicaments n'ont *aucune* action sur la *force vitale ;* qu'ils n'ont d'action que sur le *tissu nerveux*, et par suite sur l'économie, MATIÈRE.

L'école homœopathique professe que les médicaments doivent être administrés à doses INFINITÉSIMALES, pour mieux agir et avec PLUS D'ACTIVITÉ sur le principe vital DÉSACCORDÉ. Nous considérons cette proposition *velut œgri somnia.*

Le bon sens, en effet, se refuse à croire qu'une goutte de suc d'aconit ou un grain de mercure coulant, étendus, la première de cent, deux cents ou trois cents fois son volume d'alcool ; le second de cent, deux cents, etc., fois son volume de sucre de lait, puisse avoir aucune action sur le *principe vital,* que nous professons *une étincelle échappée au souffle divin,* ou sur le système nerveux qui, dans nos principes, est l'intermédiaire entre l'action de la force vitale et l'influence ou l'action des agents extérieurs et le seul agent *sensible ou excitable* dans le corps humain : *Nihil est in intellectu, quod non prius fuerit in sensu ;* à plus forte raison faut-il qu'un agent curatif exerce son action sur la sensibilité nerveuse, avant de réagir sur le principe vital.

La théorie d'Hahneman est venue cependant confirmer un fait qui a toujours été proclamé par les médecins des écoles EMPIRIQUES : que le plus grand nombre des maladies aiguës (les deux tiers) se guérissent généralement par les seules forces naturelles. Elle sert également à confirmer un autre fait ; c'est que les *théories médicales* actuelles, toujours impuissantes à procurer la guérison dés maladies *chroniques*, sont bien au dessous de celles qui laissent la nature agir toute seule. Le grand bien que la médecine homœopathique fait aux malades, c'est de les soustraire à l'hostile et tyrannique oppression de la THÉORIE DE L'IRRITATION ; et *dans les faits*, plus de guérisons ont été obtenues par la médecine homœopathique, qui ne contrarie pas la nature, ne faisant rien, que par celle de l'irritation inflammatoire, qui, par force, veut la soumettre à ses lois.

CHAPITRE XXVIII.

RÉSUMÉ.

On voit que dans l'exposé de nos principes nous avons été rationnellement et logiquement conduit à faire l'histoire des affections des *systèmes*, avant celle des *organes* de l'économie qui s'y est naturellement trouvée comprise ; c'est la marche contraire qu'ont suivie tous les théoriciens. On comprend cependant combien grande est l'erreur de ceux qui pensent que les maladies de la tête, des yeux, de la poitrine, de l'estomac, etc., sont en réalité des affections de ces organes, quand elles ne sont en général, comme nous l'avons établi, que des maladies consécutives aux modifications produites dans les systèmes et aux altérations des fluides. Ces erreurs ont eu les conséquences les plus funestes en médecine thérapeutique. C'est ce qui a fait qu'on a traité, dans la majorité des cas, jusqu'à ce jour, des maladies *locales ou organiques*, au lieu de combattre des affections *générales*. A ceux qui trouveront que nos opinions sont, presque toujours opposées aux opinions médicales actuelles, nous nous contenterons de faire observer qu'il n'en peut être autrement, puisque nous professons la doctrine *vitaliste* ou *l'éclectisme rationnel*, et que depuis la mort d'Hippocrate, c'est-à-dire trois cent soixante ans avant J.-C., jusqu'à ce moment, la médecine a toujours été THÉORIQUE OU SYSTÉMATIQUE, à part quelques bons esprits qui, de loin en loin, ont rallumé dans leurs écrits et par leur pratique le flambeau de la vérité et du bon sens, toujours obscurci, toujours prêt à s'éteindre. Il n'est donc pas étonnant que, professant d'un côté le *vitalisme*, la médecine actuelle professant *l'organicisme* de l'autre; partant, nous, de la raison, et de l'expérience, et de l'observation, lorsque nos adversaires ne procèdent que de la *théorie de l'augmentation de l'action organique*, nous ne puissions nous rencontrer ni en étiologie, ni en pathologie, ni surtout en thérapeutique appliquée.

Ainsi, le corps humain n'est point une espèce de MACHINE COMPOSÉE, mise en jeu par *l'action organique*, comme le professent Broussais et les organiciens de l'école actuelle.

L'action organique n'est qu'un *effet* de la force vitale d'un côté, et de celle des agents extérieurs de l'autre. Le corps humain ne se développe que sous l'influence de cette force, à laquelle des hommes supérieurs, *s'il en fut jamais*, ont, de tout temps, donné le nom de PRINCIPE VITAL, et par l'assimilation d'éléments empruntés toujours à la nature externe.

C'est le système *nerveux* qui seul place l'économie sous l'influence de la force vitale d'un côté, et de l'action des agents de la nature externe de l'autre.

Les organes suivent la loi du développement des systèmes et ne fonctionnent que *sous leur influence et dans leur dépendance*.

Il ne peut donc se produire de maladies dans les organes (à part les accidents), sans qu'il se soit produit antécédemment des troubles dans les systèmes ou des altérations dans les fluides qui parcourent les uns et les autres.

On ne peut donc faire l'histoire des maladies *dans les organes*, sans la faire précéder de celle des affections *dans les systèmes*, NI TRAITER LES ORGANES SANS, AVANT, OU EN MÊME TEMPS, TRAITER LES SYSTÈMES.

La classification des maladies, selon la théorie médicale actuelle et toutes celles qui l'ont précédée, est donc FAUSSE et vicieuse, et n'a pu conduire qu'à des indications curatives *erronées*.

De même on ne peut, dans la généralité des cas, guérir une maladie dans un organe, sans

la guérir dans un système (celui qui est cause),
ou dans les fluides, si la viciation de leurs éléments a entraîné des altérations ou des troubles
dans les uns ou les autres.

L'irritation ou l'augmentation de l'action organique n'entraîne L'INFLAMMATION que dans les
maladies de cause *irritative nerveuse*, accompagnées ou précédées de congestions sanguines,
artérielles, veineuses, etc., etc.

Chaque système de l'économie est affecté de
maladies qui lui sont propres et dépendent de
la nature de sa texture et de ses fonctions, il en
est de même des organes.

On doit donc chercher (en dehors de la cause
des maladies) les raisons des modifications subies par les systèmes et les organes, dans le
trouble de leurs fonctions et l'altération des tissus
et des fluides qui les composent et les parcourent.

Le système nerveux subit des troubles ou
maladies dans sa substance, dans les tuniques
qui le protégent ou dans le fluide qu'il sécrète.

Le système artériel, dans le sang et les tuniques qui le contiennent.

Le système lymphatique, dans la lymphe et
les canaux dans lesquels elle circule. Il en est de
même des systèmes séreux, muqueux, etc.

Tous les organes formés d'éléments cellulaires, lymphatiques, nerveux, artériels, veineux, séreux, muqueux, etc., peuvent être le siége de maladies dépendantes de troubles dans les fonctions d'un ou de plusieurs de ces systèmes et de l'altération des fluides qu'ils élaborent.

Chaque système, chaque organe, chaque tissu, chaque fluide produit ainsi des maladies qui vont faire explosion dans une ou plusieurs parties de l'économie, et rien n'est moins rationnel que de regarder les organes *comme le siége* des maladies et de dogmatiser les moyens de parvenir à leur guérison en les considérant sous ce faux point de vue. La maladie de l'organe n'est, en effet, dans ces conditions, que la suite de la maladie du système ; alors deux indications curatives se présentent : une générale primitive ; une organique consécutive, ou dépendante des modifications subies par l'organe.

Toutes les maladies qui affectent un système qui fait partie d'un organe, sont des maladies du système et non des maladies de l'organe (les accidents à part).

La définition que nous avons donnée de la *maladie* se trouve ainsi être celle de *l'irritation* ou de *l'inflammation*, qui n'est qu'un effet, comme nous l'avons prouvé, ou une maladie commençante.

Guérir, c'est donc soustraire l'organe à la

cause primitive, secondaire, tertiaire, etc., qui trouble les fonctions d'un système ou d'un organe, ou l'altère dans un ou plusieurs des tissus ou *parties* des systèmes qui le composent, et mettre en application les moyens propres à favoriser la libre action de la force vitale ou la réaction organique.

La connaissance des causes des maladies et des moyens de favoriser ou procurer le rétablissement de l'équilibre entre la force vitale et celle des agents extérieurs, constitue la THÉRAPEUTIQUE.

La thérapeutique ne consiste donc pas à combattre et dissiper L'INFLAMMATION dans les maladies *aiguës*, comme le professe et le met en application la médecine actuelle, ou à combattre et à dissiper l'inflammation *chronique*, qui a fait suite à l'inflammation *aiguë* dans les maladies CHRONIQUES, comme elle le professe encore !...

CHAPITRE XXIX.

THÉRAPEUTIQUE.

> La véritable science d'un médecin consiste à savoir distinguer non seulement les maladies. mais les symptômes qui demandent qu'on varie le traitement ; à connaître les remèdes les plus convenables, et la manière de les appliquer avec le plus d'utilité.
>
> SYDENHAM, page 228.

Nous avons dit, dans la première partie de ce mémoire : le corps humain est un composé de solides et de fluides réunis en systèmes et en organes, et les organes étant composés des mêmes tissus que les systèmes et placés sous leur dépendance, nous avons été logiquement et forcément conduit à faire l'histoire des maladies des systèmes, dans laquelle s'est trouvée naturellement comprise par suite celle des organes ; c'est précisément le contraire de ce qu'ont fait tous les théoriciens et les systématiques ; tous ont classé les maladies par organes et n'ont affecté aux systèmes qu'une importance secondaire. De là une foule d'erreurs en étiologie, de là le traitement des effets et non des causes, des organes et non des systèmes, dominant toutes les idées curatives ; de là enfin des accidents *chroniques* bien plus graves que les maladies *aiguës* auxquelles ils succèdent.

Il est évident, en effet, que si le médecin ne voit, dans l'affection d'une glande, qu'une maladie *locale du sein, du foie, du testicule*, etc. ; dans la névralgie *cérébrale* ou *faciale*, qu'une *inflammation nerveuse locale* ; dans la gastrite, qu'une inflammation de *l'estomac* ; dans la phthisie qu'une maladie des *poumons* ; dans l'hydropisie, qu'une maladie de la *poitrine* ou des séreuses ; dans les altérations des muqueuses du vagin et de l'utérus, que des maladies *organiques* ; dans les palpitations, qu'une maladie du *cœur* ; dans le rhumatisme, qu'une affection *musculaire* ; dans la goutte, qu'une *inflammation articulaire* ; dans les *dartres*, que des maladies de la *peau*, etc., il lui sera impossible d'en procurer la guérison ; le malade pourra guérir, mais *malgré le médecin et* SA MÉDECINE. S'il applique, au contraire, à toutes les altérations organiques et générales les principes que nous avons exposés, il se trouvera dans le vrai, et non seulement il parviendra à les guérir, mais encore il saura POURQUOI; ce qu'ignorent les théoriciens assurément.

Nous avons défini la *maladie*, l'ensemble des phénomènes qui se produisent sous l'influence de la cause morbide d'un côté, et de la réaction organique ou du principe vital de l'autre (1). La thérapeutique, c'est-à-dire la connaissance

---

(1) Le VITALISME *seul* est LOGIQUE, parce que le vitalisme *seul* est VRAI; dans le vitalisme tout s'enchaîne, tout se suit, tout s'explique. L'axiôme : *Tradidit mundum disputationibus eorum,* ne s'applique qu'aux théoriciens et aux utopistes. Vous ne verrez jamais les vitalistes se déchirer, se dévorer moralement entre eux, mettre leur ambition *personnelle* à la place des *intérêts humanitaires*....., ce qu'il ignore, le vitaliste le confesse ; ce qu'il sait, il le sait bien, il en est sûr : chez lui point d'hypothèses, point de vains systèmes. Il ne doute pas plus de l'existence du PRINCIPE VITAL, qu'il ne doute de sa propre existence et de l'existence de DIEU. L'organiciste, au contraire, ne comprend, dans l'étroitesse de son front, que la MÉCANIQUE de l'organe, et ne peut faire que de la médecine MÉCANIQUE. Il s'entête dans la défense de son principe faux, il veut soumettre la nature aux écarts de son imagination, la plier à sa théorie et, dans son impuissance, ce n'est pas lui jamais, c'est elle toujours qu'il accuse. *Ambition et amour propre !*

Quis decipit per inaniam sophiam ? Sophista.
SAINT PAUL.

de tous les moyens empruntés à l'hygiène, à la diététique et à la matière médicale, propres à procurer la guérison des maladies ou le rétablissement de l'équilibre des fonctions, consistera donc : premièrement, à soustraire l'économie à l'influence des causes morbides; secondement, à venir en aide au travail naturel ou à la force vitale, par l'hygiène, la diététique et la matière médicale, trois choses qu'il ne faut jamais séparer.

La manière de juger les causes des maladies, les modifications éprouvées par l'organisation, l'influence des complications, la valeur et la puissance des agents *spécifiques* et LE TALENT de les appliquer A PROPOS, après avoir placé les malades dans les conditions les plus convenables, constitue l'ART MÉDICAL ; le reste n'est que de la science.

Nous avons donc à présent à faire l'histoire de la thérapeutique *endermique* et *spécifique* (considérée déjà dans les causes des maladies et sous le rapport de l'influence des agents de la nature externe), dans les moyens ou substances propres à venir en aide à la guérison des maladies, en FAVORISANT LA LIBRE ACTION *du principe vital*.

Si, en traitant des affections ou maladies des systèmes, des organes et des altérations des fluides, nous n'avons donné que des indications rationnelles *générales*, c'est qu'il ne nous a pas été possible de faire autrement, les indications *particulières* variant toujours selon *la constitution*, *l'âge*, *le sexe*, *les temps*, *les lieux*, *les complications*, *les dispositions passionnelles*, *les habitudes*, *les accidents*, etc.

Si les conséquences que nous avons déduites des principes que nous avons professés sont, presqu'en tout, contraires aux inductions curatives que les théoriciens ont mises en application, et surtout à celles de l'organicisme et de la théorie de l'irritation, mère de l'inflammation; c'est que nous et les autres sommes partis de deux points contraires et opposés. Cependant nous allons nous rencontrer, sous quelque rapport, en thérapeutique, pour deux raisons : la première, c'est que tous les *théoriciens*, tous les *utopistes*, sont tombés, *malgré eux*, dans *l'empirisme thérapeutique*, et ils n'ont pu faire autrement; car l'empirisme, c'est-à-dire *l'observation*, *le raisonnemeut et les faits* ont créé la thérapeutique, l'ont créée *avant eux*, *sans eux* et MALGRÉ EUX SURTOUT; seulement, les théoriciens ont voulu l'accommoder à leurs fausses idées, et ils ne l'ont pu : nous, nous l'avons trouvée toute préparée aux nôtres, et nous n'avons eu qu'à la prendre, non pas telle que les chimistes l'ont travestie, mais telle qu'elle est *naturellement*.

Ainsi, les théoriciens se sont toujours servis de l'action *spéciale* des médicaments *sur les organes du corps humain* (ils ne connaissent que des organes)', seulement, ils ont toujours exigé qu'elle se prêtât à leurs idées, à leurs hypothèses, et comme ils l'ont mise en application EN SENS INVERSE, n'en obtenant pas les résultats ambitionnés, au lieu de conclure à la *fausseté* de leurs *utopies*, ils ont conclu à *l'infidélité* et à *l'impuissance* des MÉDICAMENTS. Qu'en est-il résulté? C'est que le praticien actuel qui veut guérir un malade, se trouve étourdi dans le labyrinthe des substances curatives toujours prônées par les uns, toujours accusées et démenties par les autres; et s'il pèse les opinions et les raisons, et s'il énumère les *observations*... il reste aussi embarrassé après que devant. Que sera-ce donc, s'il s'engage dans le dédale des préparations composées et *secundum artem*, s'il médite la *base*, *l'adjuvant*, *le correctif et le récipient!* *Et s'il se prosterne devant la chimie médicale...* Le médicament est *ce qu'il est*, un *agent doué* de propriétés *actives, inhérentes* à sa nature, *incapable* de se plier aux THÉORIES, et que le médecin ne *peut* et ne doit employer qu'en raison de sa puissance et de son effet.

Le médecin thérapeutiste ou *guérisseur* doit comprendre le malade et le juger dès les premières entrevues, sous les rapports *physique, intellectuel et moral;* puis selon l'influence de sa constitution, du climat, de la saison, des lieux qu'il habite, de l'âge, du sexe, du genre de vie, des aliments, des boissons, des influences *passionnelles*, de la profession, des habitudes, etc.

Comme les agents qui donnent et entretiennent la santé sont les mêmes qui causent les maladies, le médecin doit être CAUSALISTE.

Il doit surtout éclairer le malade sur sa véritable position, la lui expliquer et la lui faire bien comprendre, afin qu'il se soumette à ses avis, sans chercher à substituer ses idées à celles du médecin. Nous ne partageons point l'opinion de ceux qui ne permettent pas au malade de *parler médecine*. Le malade n'est pas *théoricien* ou *systématique*, il juge par SON BON SENS; et la véritable médecine, comme la thérapeutique *vraie*, est celle qui est la plus proche du *bon sens* et *de la raison*, celle que tout le monde peut et doit comprendre, puisqu'elle est ou doit être *l'évidence*.

L'hygiène, ou la connaissance de l'influence ou de l'action des agents de la nature externe, est la thérapeutique des prédominances constitutionnelles morbides, de la convalescence dans les maladies aiguës et chroniques; elle fait les tempéraments des enfants par le développement physique d'abord, dont le développement intellectuel et moral n'est que la suite. Elle maintient la santé, prévient les maladies, règle les aliments, les boissons, le régime de vie, etc.

L'aliment, en dernière analyse, n'est que ce qui se convertit en chyle, ou mieux, ce qui, converti en chyle, *sert* à la nutrition et à l'assimilation.

Les matières des aliments et des boissons qui ne peuvent être assimilées ou servir à la nutrition, passent de l'estomac dans le tube intestinal, sans être altérées, et sont expulsées par en bas, ou si elles sont solubles (le sucre, les gommes), partie par les urines, partie par la transpiration cutanée. Il en est de même de toutes les substances solides ou liquides prises en *trop grande quantité*, ou *hostiles* par leur présence dans l'estomac; la nature se hâte de leur ouvrir toutes les voies d'élimination (alcooliques, poisons, huiles essentielles, etc.).

La nourriture végétale ou animale est imposée à l'homme par l'habitude *plus encore* que par le climat.

Des peuples entiers vivent de végétaux; d'autres de racines, d'autres de poissons, etc.; une poignée de farine suffit à l'Arabe dans ses courses à travers le désert, le lazzarone vit d'un peu de macaroni, l'Irlandais de pommes de terre, etc.

Changez tout à coup ces habitudes, et se produiront des maladies.

Les aliments farineux favorisent le développement du système cellulaire ou adipeux; la fibrine, celui du système artériel; les alcooliques, celui du système nerveux, etc.

Les substances excitantes, l'alcool, les huiles essentielles, ne procurent, en général, qu'une stimulation factice et passagère, la *force tonique résidant dans le système cellulaire nutritif*. Ces agents, repoussés de l'absorption intime, sont réabsorbés aussitôt et éliminés par les exhalants des muqueuses et de la peau. Cet effet toni-asthénique des alcooliques avait été très bien jugé par les écoles gymnastiques de la Grèce et de Rome, qui défendaient sévèrement le vin aux athlètes (1).

---

(1) La médecine actuelle donne le nom de TONIQUES à une foule de substances (le vin, l'alcool, les huiles essentielles, etc.) qui ne sont que des *excitants factices* du système nerveux. Les véritables toniques sont les agents qui favorisent le développement de la *force* de *nutrition* ou d'*assimilation*, qui agissent sur le système *cellulaire intime*. La force *tonique* ne réside pas dans les *nerfs*, les nerfs l'empruntent, la reçoivent du système nutritif au contraire. Sans doute les stimulations nerveuses, *intermittentes*, *modérées*, peuvent

15

L'hygiène et la diététique sont aujourd'hui savamment appliquées surtout au développement de la constitution des chevaux, des chiens de chasse, des bœufs, des oies, des canards, etc.; pour celle des enfants, elle est à l'état de théorie. Les anciens avaient, sur ce sujet, des connaissances expérimentales bien supérieures aux nôtres. A Sparte, à Athènes, à Rome, on faisait *des corps*. Personne n'ignore la différence qui existe dans la statuaire antique entre la prédominance du système nerveux cérébral et celle du système artériel et musculaire ; comparez la tête du gladiateur et celle de Démosthène et de Périclès.

Il faut qu'un sage équilibre se produise dans les systèmes nerveux, artériel et bilieux, réuni à *l'excellence* de la *substance* cérébrale développée dans de *justes proportions*, pour constituer un homme SUPÉRIEUR. Tous les grands hommes,

venir en aide au travail de certains organes asthéniés, de l'estomac par exemple, et favoriser la préparation des éléments qui doivent constituer la force tonique ; mais ils ne la constituent en rien eux-mêmes, au contraire leur action stimulante trop prolongée est suivie toujours de la *prostration* des forces générales. C'est ainsi qu'agissent les secousses électriques que des esprits superficiels ont cru pouvoir appliquer au traitement des *paralysies nerveuses* locales et générales et qui n'ont jamais fait que précipiter les maladies.

depuis Alexandre jusqu'à César (voir la *Vie des Hommes illustres*, par Plutarque), depuis César jusqu'à Napoléon, ont réuni dans leur constitution ces heureuses prédominances des systèmes nerveux, sanguin et bilieux, tempérées et modérées les unes par les autres (1).

Quand donc, au lieu de ruiner la constitution physique des enfants dans les colléges, comprendra-t-on que le développement intellectuel n'est que la conséquence du premier, de même que le développement moral?

Tous les agents de la nature externe qui affectent l'économie, l'affectent d'une manière unique et spéciale (selon les circonstances); l'air, l'eau, le chaud, le froid, le calorique, etc. L'aliment est le *spécifique* de la sensation qu'on appelle *la faim*; la boisson, le *spécifique* de *la soif*; l'air, le *spécifique* de l'alimentation *pulmonaire*. Nous entendons par agent SPÉCIFIQUE, toute

(1) La prédominance du système bilieux favorise le développement des nerfs ou plexus qui sont le siége des SENTIMENTS; de là, la tenacité dans la volonté, joignez-y la prédominance du système sanguin, vous aurez la FORCE et le COURAGE; ajoutez-y la prédominance cérébrale jointe à l'excellence de la matière, développée dans de certaines proportions, et vous aurez, en réunissant le TOUT, ce point d'appui que cherchait *Archimède* pour soulever le Monde...

substance qui, *dans des conditions données*, saines ou morbides, produit sur l'économie TOUJOURS le même effet, par suite de la MÊME action ou influence.

Les systématiques voyant que les agents thérapeutiques produisent, *quand* et *parce qu'ils* les appliquent à *contresens*, deux effets contraires, nient qu'il puisse exister des agents spécifiques dans le sens qu'ils *donnent* à ce mot; c'est-à-dire des agents *qui guérissent toujours une maladie dans leurs hypothèses*; aussi se sont-ils toujours débattus entre le *similia similibus* et le *contraria contrariis*; mais c'est bien de cela qu'il s'agit!! Est-ce que la médecine est l'art de chercher le médicament qui, dans leur théorie, peut guérir une ou toutes les maladies! Que demandent-ils donc eux-mêmes, quand ils empruntent à *l'empirisme* ou à *l'expérience* une substance qu'ils sont forcés de prendre dans la classe des médicaments *spéciaux* ou spécifiques *toniques, émétiques, vomitifs, purgatifs, tempérants*, etc., sinon un effet propre, *unique*, spécial de son action! Iraient-ils jusqu'à exiger, par exemple, que *le quinquina, l'aloès, le fer*, ou *le soufre*, guérissent *chacun* une *affection chronique*, dépendante de l'altération d'éléments *divers* dans *divers* systèmes et *divers* organes? qu'un de ces agents fût

toujours, et dans tous les cas, le spécifique de
l'INFLAMMATION ?

Les agents thérapeutiques n'ont chacun qu'un
effet, *un seul*... c'est au médecin à savoir s'en
servir à propos, et non au médicament à se con-
former à des ambitions imaginaires. Si le médicament est mal appliqué, il produit l'effet opposé à son effet *naturel ou rationnel ;* il en est de
même des aliments et des agents les plus bienfaisants, si on ne s'en sert pas avec modération
et opportunité.

Ainsi donc, que les théoriciens, au lieu d'ac-
cuser le médicament et de vouloir le plier à leur
manière de voir, lui soumettent au contraire
leur théorie et embrassent la doctrine qui met
le *médicament* d'accord avec la *raison*, et la nature, la *raison*, d'accord avec la *maladie ;* et la
médecine ou l'art et les moyens de guérir d'accord avec le bon sens et la raison, le médicament et la nature.

Pourquoi les théoriciens nient-ils d'un côté ce
qu'ils mettent en application de l'autre : la *spécificité ?* C'est qu'ils posent en principe, les uns
que *les solides*, les autres que *les fluides*, les autres que *l'irritabilité*, les autres que *l'électricité*,
les autres que *l'inflammation*, les autres que la
PLASTICITÉ du sang, etc., etc., sont la cause des
maladies ; et que partant d'un PRINCIPE ERRONÉ,

ils en tirent, en souriant de satisfaction et en se
gonflant d'amour-propre, des conséquences *ab-
surdes, toujours sans s'en douter et de la meilleure
foi du monde!* Aussi, quelque malheur qui leur
arrive, quelques déceptions qu'ils éprouvent,
quot Themison ægros autumno occiderit uno! ils
s'en consolent en disant : nous avons fait tout
ce que la SCIENCE et L'ART nous prescrivaient de
faire!...

Quel dommage que l'ellébore ait perdu sa
vertu.

Or, la médecine EMPIRIQUE, ENDERMIQUE OU RA-
TIONNELLE professe : que tous les agents thérapeutiques agissent toujours sur les systèmes, les
organes, les tissus et les fluides, d'une manière
spéciale; que leur action se révèle toujours par
un signe ou symptôme sensible au malade, ou
visible, percevable par le médecin ; non pas dans
toutes les circonstances, mais dans des conditions qu'il est au pouvoir du médecin rationaliste de produire. Ainsi, la pléthore sanguine, qui
rend l'absorption nulle à peu près, peut-elle être
imputée à faute au quinquina ou au mercure qui
n'agit pas, parce qu'il n'est pas absorbé? Est-ce
la faute du vin, qui est, selon eux, un excellent
tonique, si le malade en boit trop et tombe dans
l'ivresse? Si l'opium ne procure pas le sommeil,
s'il tient le malade éveillé, parce que le médecin

l'ordonne à doses trop élevées ou mal appliquées, est-ce la faute de l'opium? Le vin agira toujours comme *tonique*, l'opium comme *narcotique*, le k k. comme *tonique*, l'aloès comme *purgatif*, la scille comme *diurétique*, etc., dans certaines conditions, et ces agents produiront des effets opposés dans d'autres, comme *tous les agents de la nature externe*, et c'est ce qui constitue leur *spécificité* ou manière naturelle d'agir *toujours la même, sous la volonté curative, selon l'opportunité* de leur application, les *doses*, le *mode* d'administration, etc. Les appliquer à propos, c'est la thérapeutique *rationnelle* ou *empirique*; les confier à l'absorption externe, c'est la thérapeutique *endermique*.

Que doit-on entendre, qu'entendons-nous par ce mot OPPORTUNITÉ en thérapeutique?

S'il suffisait pour guérir les maladies de partir d'un principe même vrai, ou de mettre en application certains médicaments consacrés par l'expérience et les faits généraux, rien ne serait plus facile que d'être médecin, d'être le médecin de soi-même et de se guérir de toutes les maladies (*au début s'entend*), sans être médecin.

Malheureusement, il n'en est pas ainsi! Comme la lutte ou l'antagonisme entre l'action de la force vitale et celle des agents de la nature externe constitue la santé, quand elle se maintient dans un certain équilibre, et que la maladie n'est que la suite de la rupture ou du défaut de cet équilibre sous l'influence des agents extérieurs, il suit que mille causes, dépendantes les unes des autres, modifient de mille manières différentes l'économie. La médecine ou l'art médical consiste alors *à juger* et les causes des maladies et leurs effets, et à *s'inspirer* du travail de la réaction organique, pour choisir de préférence et mettre en application (en préparant l'organisme et profitant du moment opportun), les agents ou moyens propres à laisser l'action libre à la réaction organique et économique.

Dans les maladies nerveuses (*névroses*), les unes sont dépendantes, avons-nous dit, du trouble de la circulation du fluide nerveux par suite de l'arrêt de développement du système artériel, que pourra faire le médecin, quelle que soit sa théorie et avec toutes les drogues pharmaceutiques, tant qu'il n'aura pas poussé au développement du système sexuel?

Dans les névralgies, à quoi lui servira toute la matière médicale, tant qu'il n'aura pas porté remède à la dyscrasie séreuse?

Pour guérir une fièvre dite bilieuse, c'est-à-dire une affection aiguë du foie, consécutive et dépendante du trouble des fonctions du système lymphatique (*fièvre bilieuse intermittente*), le

théoricien organiciste et inflammationiste, arri-
vant avec son système tout fait, et le rationaliste,
feront choix du quinquina ; lequel des deux réussira ? Sera-ce celui qui appliquera des sangsues
sur le lieu où sévit l'inflammation ? Non. Ce sera
celui qui soustraira le malade à *la cause*, à l'influence atmosphérique, qui ensuite fera prédominer les *exhalants sur les absorbants ;* puis quand
il aura procuré la diminution ou la cessation des
accidents hépatiques, administrera avec méthode, sagesse et intelligence, le *quinquina* ou
tout autre médicament dit TONIQUE.

Dans les irritations congestives des glandes
(du sein, par exemple), des muqueuses (de l'estomac, des poumons, ou des intestins, ou de la
matrice, etc.), le théoricien inflammationiste
cherchera d'abord à faire cesser la phlegmasie
organique, à la faire avorter ; le rationaliste se
contentera de la modérer, pour faciliter la terminaison *naturelle* de la maladie (coction, élimination). Le théoricien voudra aller plus vite et
faire mieux que la nature, l'empirique lui vien-
dra seulement en aide. Le premier fera des saignées *abondantes*, le second les saignées *nécessaires* pour combattre la congestion vasculaire
sanguine seule ; le premier les fera *au début* de
la maladie, et s'exposera à tuer le malade, s'il
existe des complications de nature ataxique la-

tentes ; l'autre se réservera de les faire quand elles seront urgentes ; enfin tous les deux seront dirigés, l'un par les idées de sa théorie, l'autre par celles que l'observation lui suggérera dans la marche de la maladie.

Lequel des deux saignera, purgera, émétisera à propos ?

Dans les fièvres éruptives, *rougeole*, *petite vérole*, *varicelle*, etc., que fera le médecin organo-inflammationiste ? il aura sans cesse le fantôme menaçant de l'inflammation devant les yeux ; mais cette inflammation de la peau, laissez-la, ne la contrariez pas, elle sauve la vie du malade ; dirigez-la seulement comme fait, comme fera toujours le médecin empirique ; employez tantôt le chaud, le froid même, s'il est nécessaire de la modérer, et conduisez-la doucement à l'élimination des principes morbides (coction et élimination).

L'à-propos est tout en thérapeutique. Dans les affections vermineuses, quelle est l'indication qui luit aux yeux du théoricien et du rationaliste ? de procurer l'expulsion des vers, d'un *ténia* par exemple. L'un et l'autre feront choix ou de l'étain en poudre, ou de la fougère mâle, ou de l'écorce de racine de grenadier, etc. Lequel réussira ? celui qui appliquera un de ces moyens *à propos*. Comment ? 1° En attirant le ténia vers le dernier des intestins, à l'aide d'agents ennemis de sa nutrition d'un côté, amis de l'autre ; 3° en l'endormant ou le rendant malade ; 3° en agissant enfin par une double secousse interne, c'est-à-dire par un purgatif énergique administré *intrà et extrà...*

Dans les maladies de causes ataxiques, adynamiques, dans les fièvres dites pernicieuses, putrides, malignes (*occasio præceps*), il se présente presque toujours un moment pour sauver la vie du malade ; que d'enfants auxquels on jette le drap sur la tête, au lieu de les guérir ! que de maladies aiguës qui se termineraient par les forces naturelles seules, et que l'inopportunité fait passer à l'état de maladies chroniques et incurables !

Si le théoricien ne fait que consulter sa mémoire, ou son *vade mecum* pour traiter le malade, le malade n'a pas besoin de lui ; il n'a qu'à prendre un livre de médecine et courir chez un pharmacien, il trouvera une THÉORIE TOUTE FAITE et des MÉDICAMENTS TOUT PRÊTS. Si le médecin veut traiter le malade d'après le bon sens, la raison, l'observation et l'expérience, *il faut qu'il renonce à toute théorie, qu'il étudie la nature, qu'il lise dans le livre ouvert du malade, qu'il choisisse le spécifique ou les spécifiques convenables, héroïques, et qu'il les applique* A PROPOS, *avec sagesse, avec méthode;* dans ce cas seul le malade ne pourra pas se passer de médecin.

Si la *richesse* ou la *plasticité* (MOT VIDE DE SENS) du sang, est la cause de toutes les maladies aiguës inflammatoires, je n'ai qu'à me faire saigner et prendre du MERCURE jusqu'à ce que je sois *scorbutiqne* et *ulcéreux,* pour me guérir ou mieux pour *m'empoisonner;* si ce sont les *hu-meurs,* je n'ai qu'à prendre la MÉDECINE de LE ROY; si c'est *l'inflammation,* je n'ai qu'à me faire sai-gner un peu trop, selon la théorie JUGULATIVE, ou BEAUCOUP, selon la théorie de Broussais, etc.

Vous voyez donc bien que le simple bon sens condamne toutes ces théories thérapeutiques.

On nous a fait cette objection, et c'est la seule qui mérite d'être réfutée. Sans doute l'action des médicaments est spéciale; mais vous ne connais-sez pas les modifications que la maladie peut faire subir aux spécifiques : le quinquina exas-père souvent les fièvres intermittentes, le mer-cure exaspère les accidents syphilitiques; cer-tains médicaments ont trois ou même quatre effets différents, selon les doses auxquelles on les administre? Nous sommes parfaitement sûr que dans toutes les irritations des muqueuses de l'estomac, le quinquina ne fera qu'augmenter la fièvre, que tout autre agent actif et le mer-cure administrés également à l'intérieur dans les mêmes circonstances, produiront le même effet ; mais quand on applique les médicaments par la voie endermique, on n'a pas à craindre ce triple ou quadruple effet de certains agents thérapeutiques.

Nous avons, en effet, avancé que le médecin devait préparer, disposer les systèmes et les organes à subir l'influence des agents spécifiques ; si la muqueuse de l'estomac est phlogosée, il sera donc contr'indiqué d'administrer le quinquina, le mercure ou toute autre substance médicamenteuse par cette voie. *C'est précisément ce que fait la médecine endermique.*

Nous ne savons pas les changements que l'état pathologique des organes peut faire subir aux médicaments ! Est-ce la théorie de l'inflammation ou celle de l'organicisme qui nous l'apprendra ?

Nous savons ce que l'expérience nous apprend, et c'est tout ce qu'on peut savoir. Servons-nous donc des substances curatives selon leur valeur et leur effet, et contentons-nous de les appliquer *rationnellement*, selon les idiosyncrasies, la constitution, les causes des maladies, les complications et les effets qu'il sera indiqué de produire pour favoriser ou procurer la guérison ; car ce que l'expérience nous apprend, c'est que chaque substance possède une propriété spéciale qui peut, selon les circonstances, produire un effet semblable ou contraire, selon qu'on l'applique BIEN OU MAL. Toute application qui n'est pas consécutive à l'observation est irrationnelle et *mécanique.*

Lorsque l'effet qui se produit dans la généralité des cas, n'a pas lieu dans une circonstance exceptionnelle, ce n'est pas que l'action manque aux spécifiques, c'est l'état pathologique qui la rend nulle ; résultat qui sert encore à mettre la médecine *endermique* sur la voie des indications propres à faire cesser l'état morbide général ou local, afin de faire produire aux agents spécifiques les effets qu'elle est en droit d'en attendre.

Ainsi, non seulement les médicaments sont des spécifiques, mais encore il existe, selon les maladies, des méthodes spéciales ou spécifiques de les appliquer, qui doivent nécessairement réussir au début et dans la marche des affections compliquées d'altérations graves, mais non de *désorganisations des tissus* TROP AVANCÉES.

Que penser de ces médecins des eaux minérales, qui en font boire trente ou quarante verres par jour à leurs malades ?

Ces idées thérapeutiques sont si vraies, que c'est à la spécificité des médicaments que, *depuis le commencement du monde,* MÉDECINS ET MALADES ont demandé la guérison de leurs maux. Ouvrez, de nos jours même, le premier livre ou journal de médecine qui vous tombera sous la main, et voyez si la guérison de *toutes les maladies* n'est pas attribuée à la vertu d'un médicament; bien qu'on ne puisse pas donner la raison (à cause de la pseudo-théorie qu'on professe), non pas du *comment*, mais seulement du *pourquoi*, ce qui est la chose la plus simple et la plus facile en médecine endermique ou rationnelle.

Ainsi les théoriciens, les systématiques, les utopistes, ont été forcés de tomber dans *l'empirisme* pour pouvoir seulement *prétendre à guérir* les malades. Ainsi la matière médicale NOUS APPARTIENT, *c'est notre bien*, c'est la propriété de l'école RATIONNELLE OU EMPIRIQUE; nous la reprenons, non pas telle qu'on l'a travestie, mais *naturelle*, *simple*, et telle qu'elle est sortie, comme l'homme, de l'intention et des mains du Créateur.

Nous n'avons pas besoin de faire observer qu'il est important que le médecin s'assure de la pureté et de la bonne préparation des médicaments, qu'il en surveille et dirige sagement l'application; car il est *éditeur responsable*.

La médecine possède une si nombreuse variété de substances médicamenteuses, qu'on est vraiment embarrassé du choix; on doit à la chimie quelques préparations utiles, elle en invente tous les jours un bien plus grand nombre qu'il est rationnel de laisser de côté. N'ayant point à faire un traité de matière médicale, nous nous contenterons de signaler la spécialité des principaux agents curatifs : connaître la maladie, c'est-à-dire la cause qui opprime et le travail de réaction naturelle, ainsi que les agents propres à venir en aide à ce dernier, constitue tout l'art thérapeutique.

CHAPITRE XXX.

DES AGENTS SPÉCIFIQUES EMPRUNTÉS A LA MATIÈRE MÉDICALE SURTOUT.

L'étude, l'observation et l'expérience, c'est-à-dire l'empirisme ou le rationalisme, ont appris aux *méthodiques*, aux *pneumatistes*, aux *astrologues*, aux *chimistes*, aux *mathématiciens*, aux *mécaniciens*, aux *organiciens*, aux *inflammationnistes*, etc., etc., que tous les agents de la nature externe servaient à former le corps humain et à l'entretenir dans l'exercice des fonctions organiques ; que sous leur influence se faisaient et se défaisaient les constitutions, se maintenait la santé ou se produisaient les maladies.

L'empirisme seul a établi par des faits généraux et particuliers, par l'expérience de tous les siècles et de tous les hommes, en dehors de tous les systèmes :

Que, dans la grande majorité des cas, une foule de substances empruntées au règne végétal surtout et administrées par l'estomac ou appliquées sur la peau, parvenaient, sans autre indication que celles fournies par l'expérience, à guérir un grand nombre de maladies. Ainsi nous et les autres ne savons que par les faits que l'opium procure le sommeil ; la science, c'est-à-dire l'étude et l'observation rationnelle et en dehors de toute théorie, nous démontre que c'est en suspendant la sensibilité des nerfs dans le cerveau que se produit ce phénomène par suite de la congestion vasculaire sanguine.

Ainsi le suc d'amandes amères,
de laurier-cerise,
L'acide hydrocyanique,
Le suc de pavot,
La thridace ou suc de laitue, etc.,
exercent une action *spécifique* sur les cordons, les centres ou plexus nerveux et calment l'éréthisme nerveux.

On sait aussi, par l'expérience et les faits, que la jusquiame, la morelle, le stramonium, l'aconit, la ciguë, le tabac, etc. produisent des effets analogues aux médicaments précédents ;

Que d'autres agents opèrent sur les nerfs des effets contraires et les surexcitent ; le phosphore, l'ammoniaque, le café, la cascarille, la badiane, la serpentaire, le gingembre, la vanille, la cannelle, etc.

L'expérience et les faits seuls ont enseigné que l'émétique, l'ipéca, le kermès, l'antimoine, le

cynanque, l'euphorbe, etc., provoquaient les
contractions spasmodiques de l'estomac et le
vomissement par suite ;

Que la soude, la potasse, la coloquinte, l'aloès,
la scammonée, le nerprun, la rhubarbe, l'huile
de ricin, la casse, le tamarin, la manne, le miel,
les pruneaux, la magnésie, etc., etc. provoquaient
des sécrétions abondantes des glandes sous-
muqueuses surtout des intestins ;

Que le quinquina, le quassia, le columbo, la
gentiane, l'angusture vraie, et ce qu'on appelle
les TONIQUES et ce qu'on appelle les *excitants*, et
ce qu'on appelle les *amers*, provoquaient les uns
d'une manière indirecte, les autres d'une manière directe, la tonicité réelle ou factice du système nutritif.

Que la scille, l'asperge, les cantharides, la
douce-amère, le nitre, la potasse, portaient leur
action sur les organes sécréteurs de l'urine ;

Que la rhue, la sabine, le safran, l'ergot de
seigle, agissaient spécifiquement sur l'utérus,
l'iode, et le mercure sur le système lymphatique,
ainsi que l'or, l'argent, le sodium, etc. qu'on ne
peut ou qu'on n'administre point à l'intérieur
en général ;

Enfin que les gommes, le sucre, les huiles, les
graisses, l'albumine, la gélatine, etc., etc., les
rubéfiants, les caustiques, les anthelmintiques,

possédaient chacun des propriétés spéciales et par conséquent spécifiques. Les chimistes, il est vrai, ont fait comme les théoriciens, et se sont un peu trop mêlés de détourner les médicaments naturels de leurs effets naturels; pour notre part, nous confessons tout bas que, même aujourd'hui, nous avons meilleure confiance dans une *bonne* décoction de *bon* quinquina que.... dans le SUL-FATE DE QUININE; que les chimistes nous pardonnent ce blasphème! Il en est à peu près de même de tous les médicaments *perfectionnés* par la chimie et dont nous avons toujours retiré de meilleurs effets dans notre pratique, en les appliquant tout *simplement* dans leur état *naturel*, avec les précautions et la division convenable.

La pratique expérimentale a de plus fait savoir (toujours en dehors des théories et des systèmes), que tous les médicaments, agents ou moyens curatifs, appliqués avec méthode, c'est-à-dire à doses rationnelles ou raisonnables et telles que la prudence l'exige, de manière à ne pas produire de mauvais effets, d'effets nuisibles, et par la méthode endermique surtout, n'entraînaient JAMAIS que le même effet de leur action.

Ainsi toujours l'opium fait dormir, si on l'applique dans les circonstances convenables, toujours le pavot et le camphre calment l'éréthisme nerveux ou la douleur primitive dans le tissu nerveux, à quelque organe qu'il appartienne.

Toujours le suc de laurier-cerise ou d'amandes amères, l'acide hydrocyanique, produiront ces mêmes effets.

Toujours la belladone produira la dilatation de la pupille et des sphyncters par suite de la suspension de l'action nerveuse.

Toujours L'émétique,

       L'ipéca,

       La violette,

       Le kermès

procureront les vomissements.

Toujours la digitale calmera l'éréthisme sympathique du cœur (palpitations).

Toujours les purgatifs huileux purgeront par *indigestion*, les salins par *irritation*, les aliments ou fruits purgatifs purgeront comme rafraîchissants.

Toujours il faudra disposer les muqueuses avant d'administrer l'un ou l'autre de ces médicaments. Ainsi l'ordonne Hippocrate, ainsi le veut la raison.

Toujours l'aloès et la coloquinte porteront leur action sur le dernier des intestins.

Toujours le fer se portera dans le sang.

Le quinquina et les *tanniques*, sur le système nutritif intermédiaire aux artères et aux veines.

Le soufre, sur les exhalants lymphatiques.

Le mercure et l'iode, sur les glandes, et iront se déposer dans le système cellulaire cérébral, s'ils sont mal administrés, souvent encore sur le système cellulaire osseux.

Le chlore sera toujours le spécifique de la viciation des éléments de l'air atmosphérique ; le phosphore, celui de l'asthénie nerveuse, ainsi que l'ammoniaque, etc.

Le colchique sera toujours le spécifique de la goutte ; le soufre, de la gale ; le quinquina, de la périodicité. Les alcooliques, les huiles essentielles, porteront toujours leur action sur les exhalants des muqueuses et de la peau, parce qu'ils sont repoussés du système de la nutrition, et traverseront l'économie en laissant des traces d'excitation sur leur passage.

Les dépuratifs amers seront toujours les spécifiques de la VICIATION du sang et des autres fluides, etc., etc.

Le nitre, les cantharides, porteront toujours leur action sur les reins et la vessie, la rhue, la sabine, l'ergotine, sur l'utérus, etc. Toujours la saignée sera le spécifique rationnel des congestions sanguines, etc.

On voit donc que ce n'est pas *l'action spécifique* des médicaments qui manque à la médecine, c'est l'art et la raison de les appliquer *à propos*.

Parmi ces agents, il en est qui agissent non seulement sur un système, sur un organe, mais sur divers fluides de l'économie, et les modifient dans l'altération même de leurs éléments.

Le médecin choisira parmi ces substances, dont l'action paraît être analogue, celles qui seront les plus propres à produire les effets nécessaires à la guérison des maladies. Il préférera, par exemple, l'emploi du suc de pavot ou du camphre à celui de l'opium, dans toutes les affections dues à l'éréthisme nerveux simple et primitif; les purgatifs alimentaires, aux purgatifs huileux ou salins, pour les enfants, etc., etc.

La saignée ne sera que le spécifique des congestions sanguines, et ne s'appliquera *que dans ces conditions*. Enfin, l'application d'un agent, d'un moyen ou d'une substance thérapeutique, sera toujours rationnelle, c'est-à-dire EMPIRIQUE et endermique toutes les fois que le médicament ne sera pas un aliment.

La médecine endermique fait un choix parmi les médicaments et les aliments, ceux-là seuls doués de propriétés qui sont *nutritives*, elles les administre par la voie de l'estomac; tous les autres, par la voie de L'ABSORPTION EXTERNE.

On peut conclure de tout ce que nous venons

de dire : que les aliments et les médicaments possédant des propriétés spéciales, c'est à connaître leur action sur chaque prédominance, et sur les organes, et les tissus et les fluides, que le médecin doit surtout s'appliquer; plus une substance thérapeutique sera *divisée* (et non altérée), plus facilement et plus vite elle sera absorbée et produira son effet. C'est pour cela que la médecine endermique préfère la vaporisation toutes les fois qu'elle est possible. On peut conclure encore que quand un médicament ne produit pas son effet *naturel*, c'est qu'on l'applique *inopportunément ou à doses non convenables.* Que deviennent donc les *contro-stimulants* et toutes ces substances qu'on administre par la voie de l'estomac et des intestins, dans le but de procurer, *sans méthode, sans indications, autres que les indications théoriques anti-rationnelles et anti-naturelles,* des troubles dont on ne peut prévoir les conséquences, et qu'on croit propices à la guérison d'une affection locale ou générale?

CHAPITRE XXXI.

DE L'APPLICATION DES MÉDICAMENTS PAR L'ABSORPTION (MÉTHODE ENDERMIQUE).

Pour parvenir à retirer de l'application des médicaments spécifiques (les agents inertes ne sont point des médicaments) tout l'avantage qu'on a droit d'en attendre, il faut d'abord placer l'économie dans des conditions où l'action des vaisseaux lymphatiques puisse librement s'exercer, c'est-à-dire rétablir l'équilibre entre l'absorption et l'exhalation dans le système lymphatique (ceux qui mettent en action les absorbants des muqueuses agissent à contre-sens, toutes les fois que l'estomac ou les intestins sont irrités), on y parviendra en combattant les accidents de pléthore générale ou organique, selon les cas, par le régime, la diététique, l'hygiène, le choix des aliments, etc.; par la saignée, si la pléthore est de cause congestive sanguine, les dérivatifs, les révulsifs, etc.; on procédera ensuite à l'application des médicaments. Toutes les fois qu'un médicament spécifique bien choisi est mis en contact avec la peau (*si la peau est saine*), il est absorbé en tout ou en partie, selon la quantité, et les lymphatiques le portent directement et *de préférence* sur l'organe ou le tissu affecté, SANS LE MÊLER AU TORRENT DE LA CIRCULATION, à moins qu'il ne soit un des *spécifiques* des systèmes qui enveloppent ou forment ces tissus, ou des fluides qui les parcourent. Ainsi le quinquina est poussé vers le tissu cellulaire-intime, le mercure poursuit sa route dans les cordons lymphatiques, traverse les glandes et va se déposer de préférence sur le tissu cellulaire du cerveau; les cantharides, sur les muqueuses cystiques ; le fer, dans le sang ; l'arsénic, dans le foie ; la belladone, sur les nerfs de l'iris, etc.

On choisira de préférence la peau voisine des organes; on peut facilement mesurer le temps qu'un médicament met à être absorbé et produire son effet; ainsi, déposez sur le milieu du front (*de la peau du front*) un ou deux grains de suc de belladone, cinq ou dix minutes au plus après, il aura produit son effet, la pupille sera dilatée. Appliquez quelques gouttes d'huile de croton tiglium sur le ventre, et peu après les évacuations alvines seront produites. Il en sera de même de l'effet de TOUS les agents actifs, *l'organisme ayant été précédemment disposé.*

Il n'est pas nécessaire de prouver que dans

ces circonstances, comme dans toutes les autres, les substances médicamenteuses n'ont point eu à passer *par la circulation générale* pour produire leur effet; cet effet est donc *plus direct et plus prompt* que si les mêmes agents avaient été administrés par la voie de l'estomac.

Pour sujet de ces expériences, qu'on choisisse la plante des pieds, et les spécifiques porteront, de cette partie la plus extrême, leur action sur les divers tissus et les divers organes, comme si on les appliquait sur la peau qui les recouvre.

Il ne faut pas perdre de vue que dans toute l'économie, deux ordres de vaisseaux, les absorbants et les exhalants; jouent sans cesse le *principal rôle*, mouvement incessant des fluides du centre à la circonférence et de la circonférence au centre. Il faut encore avoir présent à l'esprit que, *soit qu'on administre les médicaments par l'estomac, dont les muquèuses ne sont que la peau externe renversée, l'absorption des aliments comme celle des médicaments ne se fait* ET NE PEUT JAMAIS SE FAIRE A L'INTÉRIEUR DU CORPS COMME A L'EXTÉRIEUR QUE PAR L'ENTREMISE ET A L'AIDE DES ABSORBANTS LYMPHATIQUES. C'est donc un PRÉJUGÉ MÉDICAL bien grand que de penser qu'aucune *préférence* puisse raisonnablement être accordée à L'ESTOMAC, à moins qu'il ne s'agisse de soumettre des aliments ou des substances alimentaires et thérapeutiques à la fois à la *digestion* ou *préparation stomacale*.

La médecine endermique offre donc l'immense avantage de ne jamais altérer l'estomac par la présence ou le séjour d'agents hostiles à sa nature et à ses fonctions, et de procéder plus rationnellement et sans danger aux phénomènes de l'absorption, prenant, pour y parvenir, les absorbants lymphatiques qui vont s'ouvrir à la peau, au lieu de ceux qui vont s'ouvrir dans le duodénum et la longueur du tube intestinal, qui sont les mêmes et procèdent aux mêmes fonctions.

C'est une chose remarquable que la médecine actuelle prend souvent le soin de couvrir d'un corps agréable ou insipide, les substances que *l'instinct de conservation repousse avec horreur*, afin de les faire avaler au malade.

L'application des médicaments par la méthode endermique doit toujours être intermittente et graduée; on ne risque jamais de commencer par administrer une dose faible et sans danger, et de l'augmenter ensuite peu à peu, en donnant le temps au travail naturel de s'opérer sans fatigue.

Ainsi administrés, le MERCURE, L'ARSÉNIC et TOUS LES POISONS ne causeront JAMAIS d'accidents et ne se DÉPOSERONT JAMAIS dans les tissus, car les absorbants qui les auront introduits dans l'économie, *par cette seule raison*, rendront leur élimination toujours facile au moyen des exhalants, si on a évité surtout de produire aucun engorgement.

L'action d'un médicament spécifique doit toujours être favorisée par une excitation plus vive du système qui a donné naissance à l'affection d'un organe.

Tout agent DÉPURATIF et ceux qu'on oppose à l'altération ou à la viciation des fluides, ne peuvent agir d'une manière chimique que sur le sang, la lymphe, la sérosité, etc.; d'une manière tonique que sur le système de la tonicité générale, *système nutritif*. Un air pur est le spécifique premier des maladies typhoïques.

On favorise l'action des lymphatiques, à l'intérieur comme à l'extérieur, par des moyens contraires ou semblables, selon les circonstances. Quand il est indiqué d'agir sur les exhalants ou sur les absorbants des muqueuses, il ne faut point en même temps agir sur ceux de la peau externe, et *vice versâ*.

Les fonctions du système lymphatique étant liées à celles du système veineux et séreux, il ne faut pas perdre de vue qu'en agissant sur le premier on agit en même temps sur les autres.

Quand l'application d'un spécifique ne produit pas, dès le début, *d'amélioration*, le médecin l'applique mal à propos, et doit chercher et dissiper les causes qui s'opposent à son action, ou il a fait un *mauvais choix*.

Comme il n'y a que les parties des aliments qui sont converties en chyle qui puissent être absorbées et non repoussées du système tonique et nutritif, le BEAUCOUP MANGER est une cause d'asthénie : *Neque satietas, neque nimia cibi abstinentia, neque aluid quippiam salutare quod suprà naturam fuerit.* Hipp.

Le choix des aliments et la manière de faire *manger* le malade, sont une des choses les plus importantes de la médecine curative et préventive.

Concluons que la thérapeutique endermique appliquée selon les règles que nous avons indiquées, est seule rationnelle, toujours puissante, toujours active, la seule qui ne puisse jamais nuire au malade, aggraver son mal, substituer une *gastrite* à une autre maladie, ou compliquer cette dernière d'une *gastrite*; la seule qui ne puisse traiter *l'effet* pour *la cause*, L'ORGANE à la place du SYSTÈME; la seule SURTOUT qui puisse parvenir à la guérison des maladies CHRONIQUES ou INVÉTÉRÉES et soustraire les malades au fer chirurgical, parce qu'elle est fondée sur la raison, sur le bon sens, sur l'expérience, sur la connaissance des fonctions et de la texture des divers organes et systèmes de l'économie, sur celle de la valeur réelle et naturelle des agents ou substances dites *médicamenteuses*; enfin parce qu'elle les applique toujours à propos, sachant POURQUOI et dans QUEL BUT elle les applique (1).

En vain les intérêts MATÉRIELS de la science et des individualités, vont s'élever contre les principes que nous n'avons fait qu'indiquer dans ces

(1) Dans votre éclectisme rationaliste, nous a-t-on dit, vous n'avez donc confiance qu'en vous, qu'en votre raison, qu'en votre instinct, et vous ne reconnaissez aucune autorité scientifique, si ce n'est celle des hommes qui, avant vous, ont pensé comme vous. Et à qui donc voulez-vous que je croie, si je ne crois pas à Hippocrate et aux hommes de son école ?.. Qui voulez-vous que je prenne pour juge entre eux et les théoriciens, si ce n'est moi ?.. Puis-je demander à l'école actuelle de Paris ce qu'il faut que je pense de Broussais et de la théorie de l'inflammation ? Demanderai-je aux physiciens, aux chimistes, aux magnétiseurs, à Hanheman ou à Campanella, à Paracelse, à Van Helmont, à Stahl, à Agathinus, à Thémison, à Arétée, quel d'eux ou de l'école rationnelle, est dans le vrai? Je préfère le demander à la raison, au bon sens, à l'étude et surtout à l'observation et à l'expérience. *Un homme de 40 ans qui a étudié, observé et expérimenté, ne sera jamais qu'un* INCAPABLE, *si à cet âge il ne s'est pas émancipé jusques à voir* PAR SES YEUX *et penser* PAR LUI-MÊME.

quelques chapitres. Nous n'avons nul souci du sort qui leur est réservé !

Les doctrines que nous professons sont celles de tous les hommes qui, en marchant dans la science *médicale curative*, y ont laissé les traces INDÉLÉBILES de leurs pas : celles d'Hippocrate, de Galien, de Sydenham, de Boerhaave, de Morgagni, de Bordeu, de Bichat, de Barthez, etc., OPPOSÉES à la théorie de Spinosa et de Broussais.

Les praticiens, ces abeilles de la ruche médicale, feront absolument comme nous ; ils s'apercevront à la fin qu'ils ont été égarés un moment par quelques AMBITIONS IGNORANTES OU INTRIGANTES, et s'empresseront de mettre ces principes en application, parce que, les comparant à la théorie qu'ils ont suivie jusqu'à ce jour, l'expérience va les convaincre PAR LES FAITS ;

Que l'art médical consiste seulement à venir en aide à la nature ; car il n'est pas donné à l'homme de faire mieux qu'elle fait elle-même. φυσεος αντιπραττουσῆς, κεννεα παντα. HIPPOCRATE ;

Que, à part les affections de nature congestive sanguine primitives ou secondaires, la théorie de l'inflammation est FAUSSE, HOSTILE et PERNICIEUSE ;

Que le traitement des NÉVROSES ne peut pas et ne doit pas être le même que celui des NÉVRALGIES, comme elle le prescrit.

Que les maladies des YEUX ne sont que des accidents organiques d'affections générales (les causes externes occasionnelles exceptées);

Que les cécités par suite de *paralysies lentes* sont toujours incurables, que les cécités par suite de cataractes peuvent être sûrement prévenues au début, et pendant leur développement, par des traitements généraux et locaux ;

Que toutes les maladies qui proviennent de l'altération des fluides, quand la nature cherche à expulser les psores en dehors de l'économie, ne se guériront jamais si le médecin fait le contraire de ce que fait la nature;

Que, dans les affections CHRONIQUES du système lymphatique surtout, la théorie de l'inflammation mène nécessairement les malades à leur perte;

Que, dans les fièvres intermittentes SIMPLES, le choix du k k. ou de tout autre agent tonique ou stimulant est à peu près indifférent, pourvu qu'on ait rétabli auparavant les fonctions lymphatiques; que, dans celles qui ont entraîné des affections organiques, il faut appliquer un double traitement;

Que, dans les affections des muqueuses DE L'OEIL, DE LA VESSIE, DE L'UTÉRUS, DU VAGIN, de L'URÈTHRE, etc., il ne faut jamais CAUTÉRISER pour ne pas guérir;

Que l'estomac n'est point un organe destiné à préparer des POISONS à l'absorption ; que l'absorption ne peut se faire qu'à l'aide des lymphatiques des muqueuses ou de la peau;

Que les maladies de la peau ne sont que des déchirures faites à la peau par la nature qui, par cette voie, expulse des produits morbides ; QU'IL NE FAUT JAMAIS BOUCHER CES OUVER-TURES ;

Que le rhumatisme est, de dehors en dedans, ce que la goutte est de dedans en dehors ;

Que les engorgements des glandes ne pouvant se guérir que par résolution ou suppuration, le devoir du médecin est de favoriser la première d'abord ;

Que les dérivatifs, vers la fin des maladies aiguës, ne doivent être mis en usage que dans les circonstances où aucune FLUXION ne peut se produire sur l'organe primitivement ou le plus gravement affecté ;

Qu'il ne faut jamais cautériser les yeux, les vagins, les matrices, le canal de l'urèthre, dans l'espoir de parvenir à guérir une maladie chronique de cause interne, parce qu'on ne réussira jamais d'abord et qu'on entraînera DANS LA MAJORITÉ des cas des dégénérescences organiques : De même qu'il ne faut jamais chercher à faire rentrer au dedans du corps ce que la nature cherche à en faire sortir. Il est des moyens naturels, rationnels, positifs, certains, de procurer la guérison *locale* des maladies *dites* de l'utérus et du vagin, après toutefois avoir fait cesser la cause, que les praticiens qui nous auront lu avec attention comprendront facilement, moyens mis autrefois en usage et abandonnés depuis que la médecine et la chirurgie s'étant réconciliées, cette dernière, en bonne sœur, a voulu se substituer à l'autre ;

Qu'il ne faut jamais souffrir qu'un chirurgien (ainsi l'ordonne Hippocrate) procède *tutò*, *citò et jucundè*, à l'ablation d'une glande cancéreuse dans les circonstances où le système lymphatique est CAUSE ;

Que, dans les affections aiguës des poumons, ce que le médecin peut faire de mieux c'est de favoriser la COCTION, pour amener l'EXPUITION ou la RÉSORPTION au moyen de l'inhalation surtout ;

Que tous les médicaments sont des SPÉCIFIQUES quand on les applique avec MÉTHODE et A PROPOS, et les spécifiques les seuls agents curatifs NATURELS et RATIONNELS ;

Enfin, ils comprendront surtout que la théorie de l'inflammation, ne pouvant exceptionnellement s'appliquer, avec succès et raison, qu'aux irritations congestives sanguines aiguës primitives ou secondaires, est nécessairement NUISIBLE et PERNICIEUSE dans *tous les autres cas*, et SURTOUT DANS TOUTES LES MALADIES CHRONIQUES.

Ces vérités sont si éclatantes, qu'il n'y a pas un malade intelligent qui, ayant lu ce mémoire, ne les comprenne et ne se trouve plus éclairé sur sa véritable position et sur les moyens propres à parvenir à la guérison, que le théoricien INFLAMMATIONISTE ou autre, qui le traite d'après sa THÉORIE.

Il faut bien d'ailleurs que les praticiens se hâtent de revenir à des principes PLUS SENSÉS, PLUS RATIONNELS, PLUS CURATIFS, puisque la théorie médicale actuelle succombe dans l'esprit du public, non pas seulement sous la doctrine homœopathique, mais *proh pudor!* sous les hallucinations de femmes hystériques et somnambules et les duperies de manières de sorciers qui font semblant de l'être. Les mœurs médicales des praticiens font les mœurs médicales populaires, et si les médecins n'ont ni foi ni croyance dans leurs principes, s'ils ne peuvent en obtenir des succès, le public alors les abandonne, il se perd et les perd avec lui!

CHAPITRE XXXII.

CONSIDÉRATIONS GÉNÉRALES SUR LES MALADIES CHRONIQUES ET INVÉTÉRÉES.

Delicta majorum immeritus lues.

Une maladie aiguë suit rapidement ses périodes, elle se termine par la guérison, si la réaction vitale est supérieure à la pression de la cause externe, ou par la mort, dans le cas contraire. Dans les maladies CHRONIQUES, la réaction de la force vitale lutte avec peine et insuffisance souvent contre la cause morbide, et si la nature finit par triompher, ce n'est jamais que par la cessation occasionnelle de la cause ou le secours de l'art.

Ainsi donc, la lutte, pendant le développement d'une maladie aiguë ou chronique, se trouve engagée, d'un côté, entre la puissance de l'agent ou des agents extérieurs morbides ; de l'autre, entre la puissance de la force tonique ou de la réaction vitale.

La fièvre qui suit et accompagne les maladies

aiguës, comme les affections chroniques, donne la mesure des efforts de la réaction organique.

C'est s'abuser que de considérer l'apoplexie sanguine ou séreuse comme une maladie aiguë, L'APOPLEXIE est toujours la terminaison d'une affection chronique par hémorrhagie sanguine ou par fluxions ou congestions métastatiques séreuses.

Les maladies aiguës produisent rapidement des accidents divers, et toute l'économie participe plus ou moins, selon la gravité de la cause, à l'altération d'un ou plusieurs systèmes ou d'un ou plusieurs organes, selon l'idiosyncrasie constitutionnelle.

Dans les maladies chroniques, c'est la prédominance constitutionnelle qui est cause secondaire ou tertiaire; plus le malade accuse le tempérament nerveux et sanguin, plus rapides dans leur marche sont les maladies aiguës, plus vite elles se terminent par la guérison ou la mort.

Dans les maladies chroniques, les modifications passives des systèmes ont précédé ou suivi lentement les altérations organiques dans les parties de ces mêmes systèmes, qui concourent à composer l'organe ou les organes troublés dans leurs fonctions ou leur texture.

On peut donc, avec raison, avancer que toutes les maladies chroniques sont des affections de causes constitutionnelles, ou devenues constitutionnelles. Ainsi, les phlegmasies anciennes, les maladies vénériennes, arthritiques, dartreuses, épileptiques, scrofuleuses, certaines amauroses, cataractes, etc., qui se transmettent des parents aux enfants, ne sont autre chose que des dégénérescences d'un vice psorique, plus ou moins modifié, qui se développe (au lieu d'être éliminé) en altérant, non un organe, mais toujours un système ; ou la suite de modifications dans les tissus ou textures des organes.

Si la contagion a fait passer le même virus d'un individu à un autre, la psore a subi toujours des modifications alors qu'elle se transmet par hérédité ; ainsi le vice syphilitique engendre des enfants scrofuleux, dartreux, scorbutiques, etc.

En général, ce sont les causes externes qui produisent les maladies aiguës, et les mêmes causes, combinées avec les dispositions des systèmes ou prédominances constitutionnelles, qui entraînent les maladies chroniques. Un enfant qui présente la constitution nerveuse et sanguine, est pris d'une fluxion de poitrine; la maladie se juge par expectoration et résolution, la santé se rétablit parfaite ; un autre enfant, chez lequel le système lymphatique est prédominant, éprouve les mêmes accidents; il trai-

nera long-temps les restes d'une disposition ca-
tarrhale.

Dans les constitutions saines, toutes les causes
de maladies aiguës n'entraînent que des accidents aigus; la psore phlegmasique ou putride
même accidentelle, s'élimine par les efforts naturels.

Dans les constitutions débiles ou passives, la
psore infecte toute l'économie et ne peut jamais
ou presque jamais (si ce n'est avec le secours de
l'art) être entièrement rejetée hors de l'économie.

La maladie aiguë se fixe sur une partie d'un
système dans un organe, la maladie chronique
s'étend dans tout le système qui prédomine dans
l'organe de l'individu, et l'inflammation de cause
externe se complique (avec le temps et l'état
aigu passé) des influences psoriques, résultat
des produits de cette même inflammation.

Dans une affection des séreuses ou des muqueuses pulmonaires, chez un sujet qui présente
la prédominance sanguine et bilieuse ou sanguine
et nerveuse, tous les accidents inflammatoires
se passent dans le système organique; chez un
sujet scorbutique, dartreux, cachectique, l'état
constitutionnel complique nécessairement toujours l'affection locale.

Étudiez l'état du système de la nutrition *in-*

time, du système artériel et du système nerveux dans les maladies chroniques, si les réactions vitales ne procurent que des surexcitations nerveuses *intermittentes*, le malade doit succomber. Ainsi, bien loin que la fièvre soit un symptôme favorable dans les maladies chroniques, elle n'est, le plus souvent, que l'indice d'un effort toujours plus impuissant; c'est le contraire qui a lieu dans les maladies aiguës.

Dans les maladies chroniques, tous les systèmes, tous les organes, s'asthénient peu à peu et de plus en plus, et si le médecin n'agit pas, ou ne peut agir sur le système *nutritif*, la mort en sera la terminaison inévitable. Remarquez que par le système nutritif nous n'entendons pas le système nerveux, qui, loin de la lui communiquer, lui emprunte et en reçoit lui-même la force ou la tonicité vitale.

Une des plus grandes preuves que nous puissions apporter pour établir que les maladies chroniques ne sont que la suite des dispositions ou prédominances des systèmes; c'est que toutes les maladies aiguës se guérissent *naturellement* par des CRISES *par les systèmes*; les névroses, les éréthismes des tissus nerveux, les troubles dans la circulation du fluide nerveux, se terminent par métastase ou par fluxions, etc.; les névralgies, par des sécrétions séreuses ou muqueuses abondantes,

des sueurs, etc.; les congestions ou pléthores artérielles, par des hémorrhagies, épistaxis, hémorrhoïdes, menstrues, sueurs, évacuations alvines,
éruptions, suppurations, fluxions locales, apoplexies, etc.; les affections aiguës du système
lymphatique, par résolutions, métastases, sueurs,
sécrétions séreuses, etc.; toutes les maladies de
cause psorique, par des crises générales enfin vers
la peau externe, les muqueuses, si la première est
impuissante ou insuffisante ; enfin par les organes
sécréteurs. Il en est de même dans toutes les
INFLAMMATIONS. Ce ne sont jamais les organes
que la nature fait se débarrasser par eux-mêmes
des accidents qui ont troublé leurs fonctions ;
elle appelle toujours un système à leur secours,
et par suite de la solidarité qui l'unit aux autres
systèmes, elle fait ainsi concourir TOUTE L'ÉCO-
NOMIE à la guérison d'une affection dans un ou
plusieurs organes.

Un malade atteint de la fièvre quarte prend la
médecine *Leroy*, les sueurs se suppriment, il devient hydropique. La crise naturelle a été suppri-
mée et le remède a entraîné une fluxion séreuse.

Si les maladies aiguës se terminent par des
crises dans les voies naturelles, les mêmes crises
tendent, *impuissantes seulement*, dans la généralité des cas, à terminer ou guérir les maladies
chroniques; et ce qui fait que les maladies chro-

niques ne guérissent pas comme les maladies aiguës, c'est que la force vitale fait défaut dans les constitutions lymphatiques ou psoriques, et non dans les autres. Une maladie aiguë peut être une affection *unique*, bornée à un tissu dans un organe, dépendante de l'action de n'importe quelle cause ou de la présence d'un vice *unique* scorbutique, syphilitique, dartreux, etc. Une maladie chronique est TOUJOURS une affection complexe ou compliquée.

A la suite d'une irritation nerveuse organique accompagnée de congestions vasculaires sanguines, il ne se produit jamais de dégénérescences psoriques, cancéreuses ou autres, dans les constitutions SAINES; le contraire n'arrive que chez les individus scrofuleux, dartreux, scorbutiques, etc. à la suite des désordres inflammatoires.

L'asthénie constitutionnelle nerveuse est toujours la suite de l'asthénie du système nutritif intime, et non la cause. Cet état prête tant d'influence à l'action du système lymphatique, qu'il opprime et ABSORBE peu à peu tous les autres; ainsi, l'altération ou la diminution de la sensibilité nerveuse n'est, dans ces circonstances, qu'un effet. C'est donc sur le système nutritif interne qu'il faut porter de préférence l'action de tous les moyens, agents ou substances, propres à procurer par suite la guérison des maladies chroniques ou constitutionnelles, et non, comme *on l'a fait jusqu'à ce jour*, sur le système nerveux.

Les vitalistes, les hommes qui ont le plus avancé l'art de guérir, n'ont pu s'empêcher de tomber eux-mêmes (tant la nature humaine est faible) dans quelques uns de ces écarts que l'on reproche aux doctrinaires et aux théoriciens, tous ont marqué du cachet de leur génie supérieur certains points de la science, et faibli ou failli sur d'autres. Ainsi Galien, Sydenham, Boerhaave, Morgagni, Baglivi, Bordeu, Sauvages, Baillou, Dumas, Barthez, Bichat, etc., tous et chacun ont voulu soulever un coin du voile qui recouvre le PRINCIPE VITAL; tous ont cherché à expliquer, à analyser; tous se sont laissé entraîner, et perdant le fil conducteur de ce qu'ils savaient, de ce qu'ils comprenaient, de ce qui pour eux, comme *pour tout le monde*, était UN FAIT, ils se sont un peu plus ou un peu moins égarés.

Ainsi, il est évident que dans l'ordre actuel des choses humaines, tout ce qui contient un germe de vie, ne peut se développer que sous l'influence d'une cause *étrangère* et dans certaines conditions. La force ou le principe de développement existe donc; mais à l'état latent.

Que le principe vital soit ce qu'il peut être, peu importe au médecin philosophe, toujours est-il qu'il faut l'admettre PARCE QU'IL EST, et en déduire TOUTES les conséquences et RIEN que les conséquences logiques. Ainsi, dans les maladies aiguës et chroniques, personne ne doute que la sensibilité ne soit attachée au tissu nerveux, et cependant on a égaré la sensibilité, dans les écoles vitalistes même, jusqu'à l'irritabilité, l'excitabilité, etc., et on a divisé et subdivisé ces dernières. Ces considérations sont tellement importantes, que la thérapeutique des névroses et des névralgies n'a pu encore surgir de ces errements, non seulement à l'occasion des maladies nerveuses aiguës, mais surtout eu égard aux affections dites chroniques. Et la médecine de l'irritation a *tellement instinctivement* compris que les maladies CHRONIQUES n'étaient que des maladies AIGUËS dans les causes, qu'elle les a confondues dans la thérapeutique, *vérité instinctive, erreur systématique!*

La seule différence qui existe entre les maladies aiguës, leurs causes, leurs influences, etc., et les maladies chroniques, consiste dans une différence dans les prédominances constitutionnelles et les accidents idiosyncrasiques des sujets.

Il est des maladies chroniques qui revêtent le

type intermittent : les hydropisies, le scorbut, les
dartres, les scrofules, parce qu'elles reconnaissent des causes intermittentes ou des efforts de
réaction vitale intermittents. Il en est qui affectent le type continu, rémittent, etc.; au début, les
maladies chroniques ne s'accompagnent que de
symptômes indécis, indéterminés et constitutionnels. Enfin si, par moment, la sensibilité locale ou organique est exaltée, la sensibilité générale est affaiblie au contraire, les systèmes nerveux, artériels sont toujours dominés par les
systèmes lymphatiques et veineux, tous les organes procèdent avec paresse à leurs fonctions.
Si le système nerveux est surexcité surtout vers
la fin des accidents chroniques, cet effet n'est
qu'un indice d'une lutte naturelle désespérée et
impuissante. Les crises que la nature tend à procurer dans les maladies chroniques, comme dans
les maladies aiguës, sont les mêmes, avons-nous
dit; aussi voit-on les premières guérir souvent
par des hémorrhagies, des abcès, des dépôts,
des métastases, des affections secondaires et consécutives : ainsi une fluxion séreuse terminera
une fluxion sanguine chronique, une hémorrhagie agira de même sur le système séreux, des sécrétions de bile abondantes et provoquées procureront dans la majorité des cas la guérison
d'affections chroniques dans les tempéraments

BILIEUX, etc. La puberté et l'âge critique sont suivis de crises qui guérissent, chez les hommes comme chez les femmes, une foule de dispositions passives ou de maladies chroniques. Toutes les fois qu'une crise tend à se produire dans une maladie chronique, le premier devoir du médecin est de la favoriser, le second de la diriger, le troisième d'agir sur le système de la force tonique ou de la nutrition intime.

C'est surtout aux maladies chroniques qu'il faut appliquer l'axiôme PRINCIPIIS OBSTA, ainsi qu'aux constitutions lymphatiques et psoriques, pour les prévenir.

Toutes les maladies pouvant passer à l'état chronique, on en aura la raison en comparant les causes d'un côté, avec l'état de la prédominance générale ou organique du sujet.

Ainsi la prédominance nerveuse, artérielle, bilieuse, lymphatique, séreuse, veineuse, psorique, etc. disposera, selon que chacune sera accompagnée du développement supérieur d'un autre système, à un genre spécial de maladie chronique. L'éréthisme nerveux accompagnant une congestion sanguine chronique sera suivi nécessairement d'asthénie et de paralysie ; l'engorgement glandulaire chez un jeune sujet lymphatique et bilieux entraînera des obstructions des viscères abdominaux ; une affection syphilitique produira dans une constitution infectée de psore dartreuse, des ulcérations dans les muqueuses, etc. Quand l'affaiblissement général des forces suit la chronicité d'une affection, le malade succombe si le médecin ne parvient à les relever, non pas seulement en agissant sur le système nerveux, mais surtout sur le système nutritif intime; et pour y parvenir, il faut, avant quelquefois, en même temps toujours, agir sur tous les systèmes à la fois.

Dans les maladies chroniques compliquées de psore, il se produit en général vers la fin des aberrations de la sensibilité nerveuse et, par suite, de la nutrition organique; de là des productions diverses morbides, *relâchements ou resserrements des tissus, sécrétions anormales, excroissances, végétations, fissures, tumeurs, ulcères, squirrhes, cancers, carcinômes,* etc.

Les altérations des fluides, comme celles des solides, ne sont point des *lésions des forces vitales,* mais des aberrations par suite de changements matériels dans l'organisme. Dans le diabetès les fluides sont divertis de leurs cours, absorbés par les reins et dénaturés ; mais la force vitale organique est plutôt augmentée qu'altérée ou affaiblie, et d'ailleurs la FORCE VITALE *ne peut jamais être altérée.*

Si toutes les constitutions étaient les mêmes,

toutes les maladies sous l'influence des mêmes
causes produiraient au début les mêmes symptômes et suivraient la même marche ; mais de deux
enfants placés à présent dans les mêmes conditions, dans les mêmes lieux, soumis aux mêmes influences, la même fièvre se terminera heureusement par des crises chez l'un, et laissera, chez l'autre, des altérations organiques. Par constitution,
il faut comprendre la constitution ou composition
ou texture des ou d'un organe, aussi bien que la
disposition économique générale ; car il peut se
rencontrer que les éléments divers qui composent les tissus organiques éprouvent ou aient
éprouvé un certain temps d'arrêt dans leur développement, ou que les parties des systèmes
qui les composent soient naturellement plus ou
moins développées. Nous avons eu occasion de
faire observer que, dans l'enfance, la nature pro-
cédait au développement du système cérébral :
ainsi les maladies CHRONIQUES seront chez les
enfants des accidents (en général) cérébraux com-
pliqués de modifications générales dans la prédominance d'un autre système, dans un ou plusieurs autres organes dans la jeunesse ; vers la
puberté le développement du système sexuel se
compliquera de même d'accidents généraux constitutionnels ; il en sera ainsi dans l'âge mur et
la vieillesse. A chaque âge ses maladies aiguës,

18

et à chaque âge ces maladies aiguës passant à l'état de maladies chroniques sous les influences diverses signalées ; aussi il arrive souvent que ces mutations entraînent la guérison des maladies, les médecins doivent le prévoir et en profiter.

Les causes passionnelles ont surtout une influence très grande dans la production des maladies chroniques, elles jettent le système nerveux dans un état d'éréthisme intermittent, entraînent sur les nerfs et plexus des organes de la vie de nutrition des congestions de fluide nerveux qui troublent l'équilibre de sa production et de sa circulation ; l'estomac, les intestins, le foie, le cœur, éprouvent des réactions sympathiques et le cerveau surtout ; les fonctions nutritives se troublent, se suspendent par suite, et par suite la nutrition générale. C'est une erreur cependant de croire que les chagrins puissent être la cause de maladies PSORIQUES, si ce n'est dans les constitutions prédisposées ; le plus souvent c'est le cœur, chez les personnes d'une constitution sanguine, qui se dilate ou s'hypertrophie.

Mais ce qui surtout pousse au développement des maladies chroniques, c'est la pression des agents externes, de l'air atmosphérique, les variations de température, l'influence du climat, la nourriture, les boissons, le régime de vie, etc.

Ainsi certaines affections se montrent dans certains lieux et sont tout-à-fait inconnues dans d'autres, il suffit que les malades s'éloignent pour trouver la guérison de leurs maux.

C'est par l'hygiène et la diététique, avons-nous dit, que le médecin peut et doit chercher surtout à prévenir d'abord, arrêter ensuite et enfin guérir les maladies chroniques ; c'est aussi par la thérapeutique constitutionnelle, plus que par la thérapeutique organique et souvent en les réunissant. La différence des prédominances nécessitera la diversité des indications et applications curatives ; si dans quelques cas il est indiqué d'agir immédiatement sur un organe dans les maladies chroniques, la guérison véritable ne s'obtiendra cependant que par suite du développement du système propre à faire équilibre à celui qui a hostilement prédominé jnsqu'alors.

Ainsi, pour parvenir à la guérison des maladies chroniques comme des affections aiguës, il faut, comme nous l'avons fait observer, réunir trois choses ; l'HYGIÈNE, la DIÉTÉTIQUE et les SPÉCIFIQUES.

Il faut encore étudier (c'est là le plus important) la constitution ou les prédominances du malade, remonter aux dispositions héréditaires, tenir compte de l'âge, des lieux, de la saison, des habitudes, du genre de vie, etc., etc. On modère, par les spécifiques, l'éréthisme nerveux et la douleur qui en est la suite. Les congestions vasculaires sanguines l'asthénie ou atonie, l'état fluxionnaire, fébrile, spasmodique, périodique, etc., les solutions de continuité, fissures, ulcères, rhagades, les indurations, squirrhes, cancers, les dégénérescences ou transformations organiques, ne se peuvent guérir que par les spécifiques propres à en faire cesser les causes.

Ainsi nous n'admettons ce qu'on appelle le principe goutteux que comme une dégénérescence, psorique du principe séreux; de même le principe cancéreux n'est pour nous, comme nous l'avons déjà dit, que le produit de psores, diverses diversement combinées. Voilà pourquoi si nous reconnaissons des spécifiques directs pour guérir les dartres (soufre, antimoine, etc.),

La gale,

La syphilis, etc., etc.,

nous n'admettons que des spécifiques primitifs ou indirects propres à parvenir à la guérison de la goutte chronique ou invétérée, ou des affections cancéreuses, c'est-à-dire des agents propres à en faire cesser les causes tant qu'il en est temps.

Quand une maladie chronique simple se complique de divers éléments psoriques, c'est au médecin à combiner, dans sa sagesse, les traitements les plus opportuns. Ainsi lorsque, à une diathèse dartreuse, vient se joindre une affection syphilitique chez un sujet lymphatique et nerveux, les indications se déduiront de l'influence de l'une ou de l'autre sur la constitution. En général, la méthode que nous nous sommes imposée dans ces circonstances, consiste :

1° A procéder au rétablissement de toutes les fonctions des systèmes généraux de l'économie ;

2° A tonifier le système nutritif intime ;

3° A procurer les crises que la nature a déjà tentées ; à agir sur le système cutané, sur le système muqueux et sur les organes excréteurs naturels ;

4° A entourer le malade de soins et de précautions hygiéniques et diététiques.

Il ne faut point perdre de vue que les spécifiques n'ont d'action que parce qu'ils viennent en aide à la tonicité générale d'un côté, et qu'ils ne parviennent à dissiper les psores ou virus que par combinaison chimique ou en facilitant le travail des systèmes et des organes éliminateurs.

Il suit de ces considérations que les maladies chroniques ne sont, par la faute de la constitution des sujets, que de longues maladies aiguës qui ne deviennent souvent incurables ou n'entraînent des dégénérescences squirrheuses et cancéreuses, que parce qu'elles ont été négligées, méconnues ou mal traitées.

CHAPITRE XXXIII.

PROCÉDÉ OPÉRATOIRE DE LA CATARACTE.

Nous croyons devoir exposer la manœuvre à l'aide de laquelle il est, à notre avis, le plus rationnel, le plus sage et le plus avantageux de pratiquer l'opération des cataractes.

D'après les principes que nous avons exposés, il y a trois espèces de cataractes ou d'opacités du système cristallinien (voir notre Traité des cataractes) : une qui consiste dans l'altération de la transparence de la lentille, une seconde qui consiste dans l'altération de la transparence de la capsule ou membrane qui enveloppe et *a donné naissance à la lentille*, une troisième enfin à laquelle on a donné le nom de cataracte capsulolenticulaire qui consiste dans l'opacité de la capsule et de la lentille;

Les cataractes ou opacités de la lentille sont toujours la suite de *maladies* de la capsule, comme les *maladies* de la capsule sont toujours la suite de maladies du système lymphatique ou séreux, ou de l'astrésie des vascularités artérielles ou de l'asthénie du système nerveux cérébro-oculaire.

Alors même que la personne affectée de cataractes lenticulaires simples et séniles est parvenue à ce degré de cécité qui l'empêche de se conduire seule, même dans un appartement, la guérison, c'est-à-dire le rétablissement de la transparence dans la lentille, peut encore être procurée à l'aide de la médecine endermique et par les spécifiques propres d'un côté à résoudre l'albumine semi-concrète et à favoriser l'absorption à l'aide des lymphatiques dont la capsule est presque entièrement composée. Lorsque la cataracte lenticulaire est complète et depuis longtemps au contraire, toujours la capsule devient opaque à son tour. Donc, dans les cas de cataracte lenticulaire COMPLÈTE et invétérée, dans les cas de cataractes capsulaires complètes, dans tous les cas de cataractes capsulo-lenticulaires complètes, il faudra, en dernière ressource, recourir à l'opération chirurgicale.

Quel sera le mode opératoire préférable, le plus rationnel, le moins exempt de dangers, celui qui exposera le moins le malade aux accidents généralement consécutifs aux opérations actuelles?

Celui, à notre avis et selon notre propre expérience, que nous allons exposer :

Le malade étant convenablement préparé

(si la cataracte est de nature capsulo-lenticulaire ou lenticulaire, nous procurons d'abord une résolution partielle, à la suite de laquelle les yeux deviennent plus sensibles à la lumière et parviennent à entrevoir quelques mouvements, sans cela l'opération sera nécessairement infructueuse), nous commençons par procurer la dilatation des pupilles, non pas en instillant de l'extrait de belladone dans l'œil (en voir la raison aux observations), mais en l'appliquant sur la peau du front ; puis à l'aide de l'aiguille (l'aiguille dont nous nous servons est celle de Scarpa, à cette différence cependant, qu'elle est d'un tiers plus large, tranchante sur ses bords et beaucoup plus bombée), nous incisons la cornée vers sa partie moyenne et externe ; lorsque la lame de l'aiguille a pénétré derrière la cornée, à l'aide de ses bords tranchants, nous divisons d'abord la capsule antérieure, puis retournant le manche pour saisir la capsule par la partie convexe de l'aiguille, nous déprimons le cristallin en même temps que nous divisons la capsule postérieure ; ce procédé opératoire offre l'avantage :

1° D'éviter d'intéresser ou de blesser aucun des nerfs de l'iris et par conséquent de ne causer jamais de vomissements ou de convulsions de l'estomac ;

2° De mettre le malade à l'abri d'aucun accident inflammatoire grave, d'autant plus que la largeur de l'aiguille permet, avant de terminer ou en terminant l'opération, de laisser écouler une partie de l'humeur aqueuse;

3° De ne causer au malade AUCUNE sensation douloureuse;

4° De ne le point exposer à une cataracte secondaire ou tertiaire;

5° L'opération terminée, si on a le soin de couvrir les yeux de compresses imbibées d'eau froide opiacée, et de les mouiller, sans les soulever, avec la même eau dont on abaisse peu à peu et de plus en plus la température, il n'arrive jamais d'accidents phlegmasiques graves et propagés au cerveau.

Ce mode opératoire ne rend pas plus la vue que tout autre : car le retour de la vue est dépendant de l'état du système nerveux cérébro-oculaire, mais il est le plus rationnel et le plus préférable, parce qu'il permet de retirer tous les avantages de l'opération sans présenter aucun des dangers et inconvénients attachés aux autres méthodes préconisées.

Nous avons opéré, il y a trois ans, par le même procédé à l'hôtel Bedford, rue Saint-Honoré, un Anglais M. Wilkins qui, le lendemain de l'opération, est sorti de sa chambre en l'absence de son domestique pour se promener aux Tuileries, et n'est revenu qu'une heure après, sans que cette imprudence ait été suivie d'aucun accident ou d'aucune inflammation. M. Luzardi nous a dit avoir opéré de la cataracte un meunier qui, deux heures après, était remonté sur sa mule pour retourner chez lui, sans avoir aucunement eu à s'en repentir. S'il est prudent d'entourer le malade de précautions et de soins, le succès de l'opération des cataractes n'en est assurément pas, comme on le voit, la conséquence.

OBSERVATIONS.

φυσέος αντιπραττονῆς χὲνεα παντα.
HIPPOCRATE.

La nature faisant le contraire,
tout est inutile.

FIÈVRES INTERMITTENTES (*influences atmosphériques*).

On se fait illusion, si on pense que le quinquina, qui, au moment où nous écrivons, est
menacé d'être détrôné par le CAIL-CEDRA (1)
(*kaya senegalensis*), possède, d'une manière ex-
clusive, la vertu de guérir les fièvres intermittentes. Le quinquina, comme tous les rubiacés,

---

(1) Le CAIL-CEDRA est un LAURÉAT FUTUR de l'Ecole de
pharmacie et de l'Académie de médecine. La CEDRINE OU
CAIL CEDRINE est destinée à remplacer le sulfate de quinine qui passe à l'état de VALÉRIANATE DE ZINC et D'HUILE
DE FOIE DE MORUE, à moins toutefois que la toile d'araignée (DE LA TOILE D'ARAIGNÉE CONTRE LES FIÈVRES IN-
TERMITTENTES, *Annales de la Société médicale d'émulation*,
1850), ou l'araignée elle-même n'obtienne la préférence !

comme tous les autres médicaments dits TONI-QUES OU EXCITANTS, qu'il faut bien se garder de confondre sous ces dénominations, possède des propriétés astringentes surtout, ainsi que ses succédanés, qu'il doit à la grande quantité de TANNIN qu'il contient et à cette matière SUI GENE-RIS, à cet ensemble des éléments qui le composent et qui échappent à toute ANALYSE CHIMIQUE; or, les substances astringentes sont seules les TONIQUES *du système nutritif*, et les substances excitantes et stimulantes comprises dans les thérapeutiques actuelles sous les noms de TONIQUES, ne procurent que des accidents d'excitations INTERMITTENTES NERVEUSES.

Pour que cette surexcitation du système nerveux soit efficace, il faut qu'elle vienne A PROPOS et dans certaines bornes de modérations; la force vitale alors fait le reste, l'impulsion curative une fois donnée.

Ainsi, les causes des fièvres intermittentes étant nécessairement intermittentes, il n'est pas surprenant que leur influence laisse à la réaction organique des instants favorables, et que l'emploi d'un agent tonique du système nutritif ou stimulant du système nerveux, suffise, dans la généralité des cas, pour donner à la réaction économique la force nécessaire au rétablissement de l'équilibre des fonctions troublées du système lymphatique ou séreux. Si avant la découverte du quinquina on ne guérissait pas *aussi bien* les fièvres intermittentes, on les guérissait cependant, et si de nouvelles études étaient tentées actuellement avec du *bon quinquina* en poudre, d'un côté, de *l'excellent sulfate de quinine*, de l'autre, nous pouvons assurer que la préférence (l'expérience a prononcé pour nous) serait accordée à l'écorce péruvienne porphyrisée.

Nous avons exercé la médecine dans des lieux où les pauvres gens étaient, à certaines époques de l'année, travaillés de fièvres intermittentes : nous commencions par provoquer des transpirations abondantes pendant plusieurs jours; puis c'était le café, quand ils n'avaient pas l'habitude d'en prendre; du vin sucré bien chaud, quelquefois de la petite centaurée, que nous leur faisions prendre méthodiquement, en augmentant peu à peu les doses, en les continuant par intermittences pour prévenir le retour des mêmes accidents. Les fièvres intermittentes, toutes celles qui n'avaient pas encore produit *d'inflammations* ou *d'irritations* organiques, se guérissaient absolument comme si ces pauvres gens avaient pris du SULFATE DE QUININE, qui est composé, comme on sait, de : *acide sulfurique*, 8,47; *eau*, 15,25; *quinine*, 76,27; et quand il est effleuri (chose importante), de *quinine*, 26,12; *acide sulfurique*, 9,27, et *eau*, 4,31 !!!

Nous préférions quelquefois, il est vrai, le quinquina, réservant le SULFATE DE QUININE, dont nous n'obtenions pas de meilleurs effets (souvent c'était le contraire) pour les gens riches, et quand nous prescrivions le quinquina, nous le tirions de notre poche, nous l'avions choisi et pulvérisé nous-même, nous étions sûr de sa SPÉCIFICITÉ.

Ainsi, soustraire les malades à certaines influences atmosphériques, consulter quelquefois la *girouette du clocher*, rétablir l'équilibre entre les exhalants et les absorbants de la peau, administrer méthodiquement, et à propos surtout, n'importe quel médicament *dit* tonique, excitant ou stimulant, en continuer l'action avec intermittences et s'aider du régime et de la diététique, pour prévenir le retour des mêmes influences : voilà le traitement rationnel ou EMPIRIQUE des fièvres intermittentes simples et non encore compliquées de phlegmasies organiques.

Le quinquina, le *cail-cedra*, le quassia, le simarouba, l'angusture vraie, le columbo ou colombo, la gentiane, etc., etc., tous ces toniques par excellence, ne peuvent et ne doivent jamais être administrés par l'estomac, quand cet organe est sous l'influence d'une GASTRITE; on est forcé alors d'avoir du bon sens et de les administrer par la méthode ENDERMIQUE, c'est-à-dire par la peau ou par toute autre ouverture organique (1).

(1) Lisez le Traité des Fièvres ou constitutions épidémiques de Sydenham, ouvrage qui a été publié il y a DEUX CENTS ANS, et unissez, O Théoriciens, vos mains inconnues aux nôtres plus inconnues encore, pour jeter un grain d'encens à la mémoire de cet homme qui a écrit ces pages parfumées d'innocence, de loyauté et de génie, tout dévoré vivant qu'il était par les parasites de la pratique ROUTINIÈRE de son temps; il est vrai qu'il accorde une grande supériorité au quinquina sur tous les autres toniques; mais les guérisons qu'il a obtenues avec cet agent, voyez, en le lisant, s'il ne les eût pas produites avec tout autre succédané...

NÉVRALGIES.

Nous avons professé que les névralgies n'étaient que des affections dépendantes de modifications des systèmes lymphatique, séreux, fibreux et cartilagineux, comme les rhumatismes et la goutte. Quel médecin ignore qu'il n'a jamais fait que procurer la cessation des ACCÈS et non la GUÉRISON DE CES MALADIES. Aujourd'hui même, nous donnons des soins à deux personnes qui déjà ont été cinq fois, en cinq ou six mois, GUÉRIES de névralgies des nerfs optiques. Il semble, disait un malade, qu'on me perce l'œil avec une vrille, j'éprouve des élancements terribles à la tête, dans les oreilles ; la moitié de ma face est insensible ; la lumière me donne des coups de canif dans les yeux, etc.

Saigner, appliquer des sangsues aux tempes, frictionner le front avec de l'onguent MERCURIEL associé à l'extrait de BELLADONE, les purgatifs drastiques, le calomel à l'intérieur, voilà ce qui était remis pour la CINQUIÈME fois en usage…

LES NÉVRALGIES SONT DES AFFECTIONS DU NÉVRILEMME, de nature rhumatismale !

Ceux-là se font de belles illusions, qui, parce qu'avec des saignées et des antispasmodiques ils ont fait cesser les CRISES, croient avoir guéri PLUSIEURS FOIS ces maladies.

. Les névralgies du globe oculaire interne sont une des causes les plus fréquentes de cécité, par suite de ce qu'on appelle une *amblyopie* ou une *amaurose*, par la raison que le MERCURE, la BELLA-DONE et les COLLYRES ne font que les aggraver; que les purgatifs sont impuissants et les sang-sues à l'anus une NIAISERIE DÉRIVATIVE conseillée (pour les procurer) aux malades chez lesquels la NATURE N'A POINT ENCORE TRAVAILLÉ à faire éclore des hémorrhoïdes.

Nous avons, pendant bien des années, consi-déré les névralgies comme des inflammations; nous ne les avons jamais guéries que lorsque nous les avons considérées comme des affections du système lymphatique ou du système séreux, et quelquefois de tous les deux. Combien de personnes avons-nous traitées de ce qu'on ap-pelle une amblyopie, AMAUROSE COMMENÇANTE, qui n'avaient que des NÉVRALGIES OCULAIRES; la plu-part sortaient des mains des oculistes anti-plas-tiques, et toutes leurs ordonnances, que nous conservons, sont les mêmes :

℞. ONGUENT NAPOLITAIN.

EXTRAIT DE BELLADONE.

Sangsues a l'anus.
Purgatifs drastiques.
Baume de fioraventi.
Pilules de calomel.

Combattre la PLASTICITÉ ou la trop grande richesse du sang, rendre les malades *quasi* scorbutiques, DILATER la pupille, procurer des HÉMORRHOÏDES (φυσεος αντιπραττουσης) la nature faisant le contraire, calmer l'imagination par le FIORAVENTI, voilà la science ophthalmique de la méthode ALLEMANDE.

M. de B., quarante-sept ans, rue Neuve-des-Mathurins, affecté depuis trois mois d'une sciatique, obligé de garder le lit. Douleurs violentes et lancinantes de l'échancrure sciatique à la plante du pied. Le malade ne peut et n'ose faire le moindre mouvement, le poids des couvertures lui est insupportable, le plus léger attouchement surexcite ses douleurs, etc. On lui a fait l'application de SOIXANTE sangsues, en trois fois; il possède trois vésicatoires, un sur les cuisses, deux sur les jambes. Le pouls est lent, mou, intermittent; la peau froide, partout ailleurs que sur le membre endolori.

Le malade est d'une constitution bilieuse; il a eu des hémorrhoïdes qui se sont supprimées il y a trois ans. L'estomac et les intestins sont irrités, légèrement douloureux au toucher; rapports aigres et nidoreux à la bouche.

Emétique en lavage, lavements purgatifs, lotions d'huile camphrée alternée avec l'eau de laurier-cerise, cataplasmes sinapisés, douches de vapeurs aromatiques, ont procuré la guérison, que les mêmes indications ont affermie et consolidée. Le malade s'est couvert de flanelle, et provoque les transpirations par l'exercice de temps en temps.

Mme B., rue Montorgueil, étant revenue d'un bal à pied, se trouva au matin paralysée de la moitié gauche de la figure, la bouche tirée et déviée du côté de l'oreille, la paupière inférieure gauche tirée vers la bouche, insensibilité dans toute la moitié de la figure. Le médecin appelé fait appliquer quinze sangsues au devant de l'oreille; frictions avec du laudanum, purgatifs, etc.

Un mois après, les accidents étaient les mêmes. Cette dame nous raconta qu'elle n'avait jamais été malade, que sa santé était parfaite, etc.; seulement, elle avait, disait-elle, des cors qui lui faisaient mal de temps en temps aux doigts du pied gauche. Nous examinâmes son pied et trouvâmes les os des doigts irrégulièrement gonflés, et sur la peau de quelques doigts des excrétions de nature arthritique. Le traitement endermique a procuré le retour des accidents goutteux sur le pied, et par suite la guérison complète de la névralgie faciale et des accidents paralytiques dépendants de la dyscrasie générale.

Le traitement endermique de l'asthme, de l'angine de poitrine, de la coqueluche, etc., varie selon les causes et l'idiosyncrasie des malades, mais se réduit toujours, dans ces sortes de névralgies, à procurer le rétablissement des fonctions dans les systèmes lymphatique et séreux d'abord, à l'emploi des spécifiques propres à agir sur les organes sécréteurs, et procurer les crises ou terminaisons naturelles de la maladie; à calmer l'irritation nerveuse par des applications locales (spécifiques) externes, à combattre les congestions vusculaires sanguines par les saignées générales ou locales NÉCESSAIRES, et à entourer les malades de règles hygiéniques et diététiques.

Ainsi, nous avons été assez heureux pour guérir un grand nombre de personnes traitées pour des anévrysmes, asthmes, angine de poitrine, etc., qui n'étaient que sous l'influence d'une affection générale des séreuses portée sur le CŒUR, les POUMONS, l'ESTOMAC, les INTESTINS, la VESSIE, etc., etc.

Les névralgies de l'estomac et des intestins (des muqueuses) nécessitent l'application des mêmes moyens thérapeutiques endermiques, modifiés selon les circonstances.

Mme Per., rue Montholon, trente-deux ans, était depuis longtemps sous l'influence d'une affection pulmonaire, qui, peu à peu, avait entraîné un amaigrissement général avec prostration extrême des forces ; malgré tous les traitements subis jusqu'à cette époque, des douleurs intermittentes d'abord, puis continues, se firent sentir dans l'estomac et les intestins, dont l'altération des fonctions était telle que les aliments passaient sans subir presque aucune altération ; des vomissements se déclarèrent avec resserrement et frissons sur la région épigastrique. Dans ces conditions, ne considérant cette affection que comme une maladie primitive desséreuses pulmonaires, propagée aux séreuses de l'estomac et des intestins, nous commençâmes par soumettre la malade à l'usage des demi-bains matin et soir (aromatisés), accompagnés de frictions avec l'huile camphrée sur l'épigastre, la poitrine et le ventre, inhalations émollientes, toniques ensuite et stimulantes ; quelques sangsues furent appliquées à l'anus, la poudre de quinquina fut soumise pendant la nuit, de temps en temps, à l'absorption cutanée ; lavements légèrement irritants, bains de pieds sinapisés, etc., des douches de vapeur ferrugineuses et des boissons antispasmodiques nitrées, complétèrent le traitement. La guérison eut lieu dans deux mois; seulement, des emplâtres de goudron furent à la fin substitués aux embrocations huileuses. Le régime auquel la malade fut soumise consistait en de la mie de pain rassis trempée dans des jus de viandes rôties d'abord; pour boisson, infusion de houblon avec un peu de vin; plus tard, des viandes rouges en petite quantité et des fruits mûrs. L'affection pulmonaire s'est dissipée comme celle de l'estomac et des intestins, et la malade est devenue mère.

A un asthme qui durait depuis six ans, et qui la tenait nuit et jour, par accès, auprès d'une fenêtre ouverte, lequel asthme s'était souvent terminé par des crises séreuses sur les poumons, Mme de B. vit succéder une hydropisie ascite. La guérison de cette dernière affection, à l'aide du traitement endermique des névralgies générales des séreuses, a entraîné celle de l'asthme. Guérison confirmée depuis 1832.

Les névralgies du nerf trifacial succèdent, nous oserions dire toujours, à d'autres névralgies; en rappelant la névralgie sur les parties qu'elle a quittées, on dissipe les accidents de la face, et il ne reste plus qu'à traiter l'affection dans les systèmes qui l'ont produite.

Les névralgies primitives et simples se guérissent toujours d'elles-mêmes LA PREMIÈRE FOIS, et se reproduisent ensuite toujours PLUS GRAVES, si le médecin ne met pas les malades à l'abri des CAUSES.

Il y a des névralgies que le chagrin ou des impressions vives déterminent, parce que les malades sont sous l'influence d'une dyscrasie séreuse, et que la surexcitation nerveuse suffit pour faire appel de fluide séreux et autres par suite.

Combien d'accès névralgiques de l'oreille et de l'œil prévient-on en conseillant aux malades l'emploi du coton imprégné d'huile camphrée, pour intercepter l'action de l'air sur le conduit auditif?

NÉVROSES.

Hystérie.

C'est bien à tort que le mot hystérie est pris généralement en mauvaise part; il faut plaindre les filles et les femmes qui sont sous l'influence de cette affection, et ne point les blâmer. L'hystérique n'a pas plus à se reprocher que l'hypochondriaque, et il suffit d'une maladie CHRONIQUE de l'estomac pour produire l'une ou l'autre affection. Ce serait, dans ce cas, la faute du médecin, si toutefois un médecin a été consulté, et si le malade n'a pas négligé de suivre ses conseils.

Dans l'hystérie comme dans l'hypochondrie, les sensations des nerfs de la vie de nutrition dominent les sensations cérébrales et par suite la VOLONTÉ. Des filles soumises, aimantes et dévouées éprouvent de l'éloignement pour les personnes qui leur sont les plus chères. Nous avons vu venir chez nous un hypochondriaque qui, toute sa fortune en billets de banque à la main, se proposait de les jeter au feu pour se donner, par nécessité, des sensations quelconques. Il indiquait le remède.

Il y a peu de maladies qui exercent à un plus haut degré toute la perspicacité du médecin. Le retard dans le développement des organes cérébraux, la prédominance de certains de la vie de nutrition, des sentiments passionnels longtemps comprimés, des pertes de fortune ou de personnes aimées, l'abus des plaisirs, l'épuisement des sensations, sont autant de causes de maladies névrotiques qui réclament des traitements opposés. Ces affections passionnelles sont toujours difficiles à guérir; il faut surtout chercher à placer les malades dans les conditions les plus propres à faire diversion à leurs sentiments excités; un amour déçu est guéri par un nouvel amour; une jeune veuve hystérique guérira par un second mariage convenable; une jeune fille, par l'apparition des menstrues; une femme de quarante ans, par leur cessation. L'hypochondriaque, passé quarante-cinq ans, ne guérira plus; l'imagination est trop malade et les forces déclinent.

Il en sera de même de toutes les névroses simples et non compliquées d'altérations organiques; dans ces derniers cas, il faudra traiter l'organe, la constitution et la cause.

Un officier, âgé de trente-cinq ans, après être rentré dans ses foyers, tomba tout à coup dans la mélancolie; il devint morose, soupçonneux, défiant, se disant malade et refusant parfois de prendre aucune nourriture. Nous lui conseillâmes de solliciter de nouveau sa mise en activité; il l'obtint, et les accidents hypochondriaques se sont peu à peu dissipés depuis.

Une jeune fille de quinze ans avait été, depuis son enfance, atteinte de convulsions avec attaques d'épilepsie; la constitution était sèche, grêle et nerveuse; cependant, la coloration des joues et de la peau annonçait une certaine influence du système artériel. Les traitements endermiques propres à favoriser le développement de ce dernier, ont amené la cessation des accidents cérébraux, et la puberté, la cessation des symptômes hystériques qui s'étaient produits depuis un an.

La fille d'un de nos clients, âgée de vingt-deux ans, tomba tout à coup dans une mélancolie profonde; les règles se supprimèrent, elle fut prise de convulsions intermittentes, et toujours plus fortes (constitution lymphatique et nerveuse). Les saignées n'avaient fait qu'augmenter les accidents; l'exercice du cheval, les bains ferrugineux, les distractions de l'esprit, un régime excitant et le retour des menstrues, l'ont parfaitement guérie; et depuis son mariage. elle n'a éprouvé aucune atteinte,

MALADIES DES YEUX.

Cataractes, Amauroses, Conjonctivites.

Dès le jour où nous avons publié notre : Traité des cataractes par résolution, c'est-à-dire sans opérations chirurgicales, et notre : Traité *des maladies de* l'œil, les théories du mercure anti-plastique et de l'inflammation *et de la* sub-inflammation, d'accord avec les intérêts matériels de la science et de la dextérité chirurgicale, se sont, de toutes parts, élevées contre nous.

Les Académies, il est vrai, ont ouvert leurs portes à nos manuscrits, devenus sans doute la pâture des rats savants, ou réservés pour un meilleur temps.

Les hommes les plus honorables de l'époque, désignés par l'Institut de France pour juger la question, le vieux Larrey (sanctifié par Napoléon) et Breschet, reculèrent devant leur tâche; le premier nous dit : *Nous ne parviendrons jamais à faire comprendre à des gens qui gagnent* vingt-cinq ou trente mille francs par an a opérer les cataractes, *qu'on puisse les guérir autrement...*

Deux journaux de médecine seulement, celui

de M. le professeur CAYOL, et les *Annales d'ocu-listique*, rendirent compte de l'ouvrage ; les autres eurent peur de se compromettre et de *perdre des abonnés sans doute ;* nous *n'étions pas dans la science* (de leurs abonnés) (1).

La première personne à laquelle nous avons donné des soins d'après les principes de la MÉDE-CINE ENDERMIQUE, était un pauvre pêcheur affecté de CATARACTES COMPLÈTES, que nous nous propo-sions d'opérer d'abord ; le succès fut tel, que, trois mois après, cet homme voyait parfaitement

(1) *Chose qui peint bien le caractère de certaines capacités actuelles ! Des hommes qui, pendant un temps, se sont fait une* MANIÈRE *de publicité, et, par suite, de* CÉLÉBRITÉ, *à force de roueries industrielles, de charlatanisme et de mensonges publiés dans les journaux scientifiques, politiques, et jusque dans les* PETITS JOURNAUX DE SPECTACLES, *qui ont converti* LES DOUZE TRIBUS D'ISRAEL ET COMPÈRES, *et les guérisseurs de cors aux pieds et les marchands de lunettes, juifs périodeutes, en* COMMIS-VOYAGEURS *et* COURTIERS *de leur boutique chirurgicale ophthalmologique. Ces mêmes hommes, engagés, sur leur ini-tiative, par un confrère honorable, à faire partie d'un* JURY MÉDICAL *composé des praticiens les plus compétents, afin de juger,* PAR LES FAITS, *la question du traitement* MÉDICAL *des* CATARACTES, *et de* FLÉTRIR *nos prétentions, dans le cas où elles seraient trouvées* FAUSSES, *ou de les* APPROUVER *loyalement dans le cas* CONTRAIRE... *Ces honnêtes et consciencieux calom-niateurs ont alors refusé... Jetons, en passant, un cataplasme indulgent sur ces lèpres morales !*

des deux yeux et n'était nullement incommodé du soleil, bien que nous fussions au mois de juillet (1837). La seconde, un marchand de tabac, aveugle, qui, trois mois après, servait ses pratiques à son comptoir. La troisième, une personne qui avait été CINQ ANS aveugle, et que la nature guérissait seule ; elle voyait à se conduire, ce qui nous donna longtemps à penser et détruisit enfin toutes nos illusions scolastiques.

En 1839, nous avons donné des soins, A PARIS, rue du Luxembourg, nº 35, à Mᵐᵉ veuve Bo., de Vaugirard, âgée de soixante-dix ans. Cette dame avait été (sans succès) opérée de l'œil droit ; du gauche, elle ne voyait plus à se conduire. Nous avons revu cette dame *cinq* ans après. La guérison complète de l'œil, qui n'avait pas été opéré, s'était tellement confirmée, qu'elle lisait quarante ou cinquante pages par jour. La malade, comme toutes celles qui sont affectées de cataractes simples et séniles, a guéri, pouvant, de quinzaine en quinzaine, lire des caractères plus fins et apercevoir des objets plus éloignés.

1841. Mᵐᵉ la baronne de B., de Versailles, fut priée par nous de faire constater l'état de ses yeux par le plus CÉLÈBRE oculiste de Paris ; elle nous rapporta un certificat constatant qu'elle était affectée de cataractes *aux deux yeux*. Il y a aujourd'hui NEUF ans ; Mᵐᵉ la baronne de B. a parfaitement recouvré et conservé la vue jusqu'à ce jour, 1850.

1840. M. Mi., rue de la Paix, employé au ministère du commerce, avait perdu un œil depuis plusieurs années; n'y voyant plus de l'autre à écrire, il était forcé de donner la démission de sa place. La cataracte était compliquée d'une affection amaurotique. M. Mi. habite aujourd'hui Belleville; il a conservé sa place et la vue jusqu'à ce jour. Nous donnons en ce moment des soins à une de ses sœurs, atteinte de la même affection et dans la même position que celle où il était quand il a réclamé nos soins.

1843. M. K., son ami, occupé comme lui au ministère du commerce, affecté, comme lui, de cataractes (aux deux yeux), traité également par nos soins, a conservé sa place jusqu'au jour où il est mort, en 1839.

M. R., de Rambouillet, vint descendre à Paris, dans un hôtel vis-à-vis L'ÉGLISE DE L'ASSOMPTION; ce malade était *aveugle depuis six mois*, par suite du développement de deux cataractes. Depuis *six* mois, il avait refusé de sortir de sa chambre; après *un mois* de traitement, il allait seul par les rue de Paris; après *trois* mois, il distinguait l'heure au cadran de l'église Saint-Roch. Ses cheveux ayant blanchi de chagrin pendant sa cécité, il ne voulait pas se reconnaître la première fois qu'il se revit dans une glace.

Mme la comtesse de N., de Chartres, descendit à Paris, dans un hôtel de la rue Duphot; c'était en 1843. Cette dame était tout-à-fait aveugle (soixante-douze ans). Après trois mois de traitement, elle voyait mieux et plus loin (*d'un œil*) que la personne qui l'accompagnait. De retour à Chartres, et deux ans après, circonvenue, elle s'est fait opérer l'œil que nous n'avions pu guérir; cet œil s'est perdu à la suite de l'opération. Elle a continué à voir jusqu'à ce jour de celui que nous lui avons rendu (1850).

1842. Mme P., rue de la Chaussée-d'Antin, 50, occupait un appartement au dessus de celui qu'occupe un *célèbre* oculiste. Ce monsieur avait envoyé cette dame aux eaux et devait, nous a-t-elle dit, l'opérer de la cataracte à son retour.

Traitée par nous, Mme P. a parfaitement recouvré et conservé la vue, jusqu'à sa mort, qui est arrivée l'année dernière, 1848.

M. B., rue de Trévise, soixante-dix-huit ans, vint nous consulter en 1844. Nous lui déclarâmes que l'œil, dont il voyait encore assez pour se conduire, se perdrait inévitablement; que celui dont il avait cessé de VOIR DEPUIS DIX-HUIT ANS, au contraire, nous paraissait pouvoir être, avec succès, débarrassé, SANS OPÉRATION, de la cataracte. Les choses sont arrivées comme nous les avions annoncées. Nous avons, de loin en loin, la visite de M. B.; il voit à lire, à écrire et à se conduire, même la nuit, sans avoir besoin d'être jamais accompagné de personne (1850).

1843. M. C., tapissier, rue de Seine (quarante-deux ans), avait perdu un œil dans sa jeunesse, par suite de la petite vérole; une cataracte s'était formée dans l'autre, à la suite d'un épanchement de sang. Le malade était aveugle quand sa femme le conduisit chez nous. Depuis sa guérison, M. C. a occupé une place dans un établissement public, qu'il conserve aujourd'hui.

1842. Un oculiste célèbre, consulté par M. Pet. L., rue des Corderies, fut soumis par lui à l'emploi de la *belladone*, comme moyen *explorateur;* le surlendemain, la cataracte de l'œil gauche, de commençante qu'elle était avant l'exploration, était devenue COMPLÈTE; à peine le malade voyait-il assez pour se conduire de l'autre œil, quand il réclama nos soins. M. P. L. a parfaitement recouvré et conservé la vue; mais d'un seul œil, jusqu'à ce jour, 1850.

1840. M. J., négociant, rue de Chaillot, avait perdu, depuis longues années, la vue de l'œil droit, par suite d'une cataracte consécutive à des congestions vasculaires sanguines; une cataracte s'était également formée dans l'autre œil. M. J., que nous avons revu il y a une quinzaine de jours, a parfaitement recouvré et conservé la vue de cet œil, 1850.

Sa petite fille, âgé de dix ans, avait, depuis quelques jours, perdu la vue d'un œil; nous pensâmes que la cécité était dépendante d'une gastrite. La gastrite a été combattue et l'œil a guéri.

1841. Mme la baronne G., soixante-quinze ans, rue Neuve-des-Mathurins, était affectée de deux cataractes; soumise aux traitements par la méthode endermique, elle a parfaitement recouvré et conservé la vue, jusqu'au moment de sa mort, arrivée en 1848.

1842. Mme de B., rue Chabanais (quarante ans), avait été opérée de la cataracte aux deux yeux *sans succès*; une cataracte secondaire s'était reformée. Une de ces deux cataractes a été guérie par nous, et aujourd'hui encore, cette dame voit assez pour lire, quoique avec un peu de difficulté.

Nous avons donné, en 1844, des soins à Mmes les comtesses de B. et de N., d'Orléans, affectées toutes les deux de cataractes; ces deux dames ont parfaitement recouvré et conservé la vue jusqu'à ce jour, 1850.

Trois dames *supérieures* de maisons religieuses, également affectées de cataractes, traitées *en même temps* que les précédentes, ont obtenu les mêmes résultats et conservé la vue jusqu'à ce jour, 1850.

Mme la comtesse S., rue des Saints-Pères, affectée de cataractes aux deux yeux, traitée *la même année*, a également recouvré et conservé la vue jusqu'à ce jour, 1850.

Mme la comtesse Gr., traitée aux bains de Tivoli, Mme F., également aux bains de Tivoli, traitées à la même époque de la cataracte ; M. le duc de T., Mme la baronne de B., rue de Babylone, etc., etc.; Mme F., de Brest, et une foule d'autres personnes affectées de cataractes, ont également recouvré et conservé la vue, ainsi que Mme de Ch., d'Angers, que nous avons traitée en 1837.

Mme de L., rue de Buffaut, soixante-dix-sept ans, affectée de cataractes aux deux yeux, et traitée par nous en 1842, est morte il y a deux ans, y voyant parfaitement.

Nous dépasserions les bornes d'un volume, si nous voulions donner la liste des personnes que nous avons guéries de la cataracte par la médecine endermique, sans recourir à AUCUNE OPÉRA-TION CHIRURGICALE. S'il nous est arrivé des *insuccès* dans notre pratique, cela tient à ce que les malades ne se décident, en général, à subir un traitement médical, que QUAND ILS ONT PERDU

DEPUIS LONGTEMPS UN ŒIL *et sont* A PEU PRÈS DANS L'IMPOSSIBILITÉ DE SE CONDUIRE DE L'AUTRE. Si des résultats semblables à ceux que nous venons de relever, et qui remontent à des années reculées, ont été obtenus, que serait-ce si les malades réclamaient les mêmes soins au début des cataractes?

1842. Nous avons donné des soins à M. le comte d'Ably, affecté de deux cataractes. Depuis cette époque, M. le comte a été atteint de deux attaques de paralysie ; il est paralysé de la moitié gauche du corps, et sa vue est restée intacte (1850).

1843. Tous les ans, M. de B., de Troyes, vient passer un mois à Paris ; tous les ans, par suite de la cause qui produit l'altération de sa vue, et que nous ne pouvons faire cesser entièrement, un peu par sa faute, M. de B. cesse de pouvoir lire et écrire, et s'en retourne dans des conditions de vue parfaite.

M. D., ancien sous-préfet de R., était affecté de cataractes aux deux yeux ; ce malade, soumis depuis longtemps à la méthode MERCURIELLE, vint réclamer nos soins dans un état de prostration générale et de désorganisation cérébrale tellement prononcée, que nous lui déclarâmes que tout serait inutile tant qu'on n'aurait pas remédié chez lui aux accidents produits par le MERCURE ;

il prit un logement à Paris, et quelques jours après, il mourut. Nous considérons sa mort comme la suite d'un empoisonnement mercuriel. A l'époque où cette personne vint nous consulter, nous donnions des soins à une jeune fille, femme de chambre d'une de nos clientes, qui, traitée par le mercure pour une névralgie cérébro-oculaire, laissa chez nous *cinq* de ses ongles et perdit tous ses cheveux et ses dents.

Nous ne finirions pas, si nous voulions citer toutes les personnes qui, atteintes de rétinite commençante et n'éprouvant qu'une légère sensation au soleil, nous sont revenues aveugles et incurables des mains des ANTIPLASTIQUES MERCURIELS. En 1847, nous avons été consulté par un notaire de la rue Saint-Honoré, qui était dans ce cas; un directeur des contributions d'Évreux, une dame de Lille, que nous avons revus quinze ou dix-huit mois après, sortis tout-à-fait aveugles et incurables des traitements MERCURIELS ANTIPLASTIQUES. Que de personnes qui, engagées par leurs médecins à se laisser devenir AVEUGLES, afin de ne rien faire qui pût contrarier le succès de l'opération chirurgicale (comme s'il pouvait y avoir plus danger à subir des traitements rationnels qu'à se faire percer les yeux avec un bistouri), nous reviennent peu après, opérées sans aucun succès et frappées de cécité pour le reste de leurs jours!

Sur un relevé de trois mille cinq cents personnes affectées de CATARACTES ou de ce qu'on appelle une AMAUROSE (nous donnons en ce moment des soins à VINGT-NEUF personnes, dont quinze ont perdu un œil); par lesquelles nous avons été consulté ou auxquelles nous avons donné des soins, nous trouvons que deux mille huit cent soixante avaient perdu la vue D'UN ŒIL, au moment où elles nous consultaient sur l'affaiblissement de l'autre.

Au reste, nous n'attachons pas grande importance au traitement *rationnel, endermique et spécifique* des CATARACTES et de ce qu'on appelle l'AMAUROSE, pour deux raisons : c'est que nous n'espérons pas faire comprendre aux PRATICIENS ACTUELS la nécessité de s'occuper eux-mêmes des MALADIES DES YEUX, ni persuader AUX MALADES qu'il est déraisonnable de se laisser devenir AVEUGLE, pour réclamer, *quand il n'est plus temps en général,* et par suite de la *désorganisation des tissus cérébro-oculaires,* des soins toujours profitables au début et pendant la marche des maladies qui entraînent la perte la vue, impuissants dans la très grande majorité des cas, alors que les malades sont AVEUGLES, n'importe les moyens médicaux ou chirurgicaux qu'on mette en application. Ainsi, l'amaurose lente et progressive est INCURABLE quand elle a entraîné la CÉCITÉ, par suite de désorganisation, et l'opération chirurgicale, en enlevant la cataracte, n'en guérit jamais la cause et les effets ; c'est pourquoi ceux-là seuls recouvrent une vue satisfaisante chez lesquels l'affection du cristallin est simple et LOCALE, et non tous les autres (TROIS OU QUATRE SUR VINGT). En vain certains oculistes famés mentiront dans leurs journaux qu'ils guérissent QUATRE-VINGTS (au lieu de vingt) CATARACTES sur CENT. Ils n'ont jamais osé relever les démentis qui leur ont été donnés par leurs confrères LES OPÉRATEURS MÊMES (*Gazette des Hôpitaux*), et en donner la preuve par LES FAITS.

Les affections du cerveau, du nerf optique, de la rétine : amblyopies, amauroses, paralysies, etc., toujours curables au début, et en général pendant leur marche, résistent à tous les traitements quand la vue s'est perdue lentement et progressivement, parce que les tissus sont désorganisés et détruits le plus souvent.

Les cécités subites se guérissent dans les premiers jours de l'invasion de la maladie, passé lesquels il n'est généralement plus temps.

Une jeune demoiselle perd presque subitement la vue dans un bal par l'effet d'une suppression occasionnée par une boisson glacée…

Quelques verres de punch brûlant, des sinapismes appliqués aux jambes, aux cuisses et
aux pieds, des répercussifs sur les paupières, le
front et les tempes, procurent en quelques
heures le rétablissement de la vue.

Un commis négociant, après avoir longtemps
couru pour rattraper une diligence, monte tout
en sueur sur la banquette supérieure ; il éprouve
pendant quelques heures un froid douloureux
sur le front et la tête ; arrivé à Paris, impossible
à lui de se guider par les rues. Quelques bains
de vapeur le guérissent.

L'enfant d'un de nos clients, âgée de quinze
ans, perd peu à peu, dans l'espace de huit jours,
la vue de l'œil gauche. L'examen le plus attentif
ne laisse découvrir aucun symptôme pathologique ; quelque temps après, l'œil droit s'affai-
blit, la vue diminue tous les jours d'étendue ; il
y a un peu de douleur au bas-ventre sous la
pression de la main : on applique dix sangsues,
les menstrues apparaissent et la vue se rétablit.

Un autre enfant de nos clients se plaint qu'il
n'y voit pas de l'œil gauche depuis quelques
jours ; point de symptômes de modifications
dans l'œil, le nerf optique ou le cerveau ; de tous
les organes, de tous les systèmes, l'estomac seul
paraît affecté (l'enfant ne mange pas), la pres-

sion révèle une douleur vive de l'estomac ; on a traité la gastrite, et les yeux ont guéri.

Un vieillard, retenu dans son lit par la goutte et le gonflement de ses pieds et de ses jambes, se plaint, après un dîner de famille, que ses yeux se troublent et qu'il n'aperçoit plus la lumière de la lampe; on conseille l'application d'un large sinapisme sur les pieds qui s'étaient subitement désenflés, et la vision se rétablit aussitôt.

Une dame, sujette à des épistaxis qui succédaient régulièrement aux époques mensuelles, se plaint que tout à coup, en traversant les Tuileries, elle n'a pu distinguer que la partie supérieure des objets et des personnes qu'elle a rencontrés. On conseille l'application immédiate de sangsues aux fosses nasales, et les accidents disparaissent.

Enfin, pour ne pas multiplier ces exemples, toutes les personnes chez lesquelles, à la suite de la suppression du flux hémorrhoïdaire ou de toutes autres sécrétions, les yeux deviennent malades, si on leur indique à temps les moyens de les rappeler, guérissent de toutes les affections cérébro-oculaires.

En général, les maladies des yeux, de cause interne, toutes celles qui causent la CÉCITÉ sont, AU DÉBUT des maladies, sûrement curables, et la perte de la vue ne survient que par la négligence des malades ou l'impuissance ou l'hostilité de l'ophthalmologie actuelle. Dans quelques années, cette proposition, qui semble un paradoxe, sera généralement comprise, et les faits la feront passer à l'état de VÉRITÉ.

CONJONCTIVITES.

Les affections de la conjonctive ne sont que des maladies locales des muqueuses oculaires dépendantes (à part les accidents externes), d'altérations générales de nature PSORIQUE surtout, d'éliminations déviées de leur route naturelle. Ainsi, à la suite de la rougeole, de la petite vérole, de la syphilis, des dartres, etc., des érosions se produisent sur la conjonctive de l'œil et le bord palpébral, et le temps ne fait qu'ajouter aux désordres. (*Oculis inflammatione laborantem diarrhœà corripi bonum*. HIPP.) Cet aphorisme indique l'observation d'un travail d'élimination ou crise naturelle que le médecin ne doit que favoriser.

M. T., de 49 ans, colonel, portait depuis sa jeunesse une dartre au scrotum que l'exercice du cheval avait tellement irritée, qu'il chercha tous les moyens de guérir cette infirmité. On y parvint par la cautérisation, lorsque peu à près la conjonctive des deux yeux devint rouge, douloureuse, suppurante : dans une quinzaine de jours tous les cils étaient tombés et les paupières tellement agglutinées et corrodées qu'il ne pouvait les ouvrir ; tel était son état quand il se présenta à nous. Il était indiqué de procurer la réapparition de la dartre au lieu où elle s'était montrée pour la première fois, le malade refusa d'y consentir. Voici le traitement qui fut suivi : cataplasmes de lait et de mie de pain, sangsues derrière les oreilles, bains et douches de vapeur, tisanes, bières amères et dépuratives, aliments légers, viandes blanches, plus tard collyre d'extrait de ratanhia, puis vésicatoire derrière les oreilles, puis au bras ; diurétiques et purgatifs légers ; les bains de vapeur sulfureux furent continués longtemps avec la pommade des Chartreux, le malade guérit parfaitement.

M. X., agent de change, avait eu dans sa jeunesse plusieurs accidents syphilitiques suivis d'engorgements glandulaires qu'on avait fait cesser par des sangsues et des injections ; il lui était resté une irritation légère intermittente des muqueuses du pharynx, de temps en temps le malade éprouvait des douleurs lancinantes aux oreilles et à la tête ; les conjonctives oculaires s'enflammèrent, une ophthalmie intense se déclara ; traité par son médecin, le malade alla mieux, seulement les conjonctives restèrent enflammées et suppurantes. Consulté, le traitement anti-rhumatismal que nous lui fîmes subir amena l'éruption de taches ou plaques de couleur brune cuivrée sur les bras, la poitrine et les jambes ; nous le soumîmes alors au traitement endermique des affections syphiliques chroniques, et le malade guérit en trois mois, non seulement de la conjonctivite, mais encore de tous les accidents qu'il avait éprouvés.

M. de P., âgé de 70 ans, portait une affection dartreuse de la conjonctive, qui avait envahi toute la paupière inférieure et descendu jusque vers la moitié de la joue. La dartre étant guérie, il ne lui est resté qu'une légère rougeur du bord libre des paupières.

Dans les conjonctivites chroniques, le médecin a toujours à décider si la maladie des muqueuses oculaires est de nature psorique et simple, ou de nature dartreuse, galeuse, syphilitique, scorbutique, etc., etc. Il ne peut parvenir à guérir le malade qu'en mettant en application les spécifiques divers qui, propres à procurer de l'amélioration selon les circonstances, le mettent sur la voie des indications curatives définitives.

Les inflammations des muqueuses, quand les sécrétions corrodent les tissus muqueux ou la peau, sont toujours de nature PSORIQUE. Nous avons guéri ces conjonctivites, ces fistules lacrymales, otorrhées, leuchorrées, etc., etc., par des traitements généraux dirigés contre la cause

scrofuleuse, dartreuse, scorbutique, syphilitique, etc., qui les avaient produits, et jamais en
agissant spécialement sur la muqueuse ou l'organe malade.

SURDITÉ.

La surdité déterminée par l'atrésie des vascularités artérielles, la désorganisation des tissus nerveux, ou le dépôt de résidus de matières phlegmasiques dans certaines parties du cerveau, est incurable, surtout si l'affection est passée à l'état chronique.

Mme N., cinquante-deux ans, rue d'Astorg, après avoir subi plusieurs traitements, se présenta (1837) munie d'un long cornet acoustique ; à chacune de ses demandes, elle plaçait son cornet dans son oreille, et mettant la bouche à l'ouverture extérieure, on la faisait entendre en élevant la voix. Sa santé était excellente, elle n'avait jamais éprouvé aucune autre maladie. Traitée pour une affection rhumatismale de l'oreille, cette dame a parfaitement guéri en trois semaines.

Souvent des dépôts de matière cérumineuse s'épaississent dans le conduit auditif ; il suffit d'en procurer l'extraction pour guérir la surdité.

M. M., rue Dauphine, traité pour une affection rhumatismale de l'oreille et tout-à-fait sourd, est aujourd'hui, et depuis deux ans, chef d'orchestre, etc., etc.

La fille de M. de T., seize ans, atteinte de surdité depuis son enfance, a été guérie par les sudorifiques, l'emploi du fer, l'exercice et un régime tonique et stimulant.

A la suite des fièvres éruptives et pendant le travail d'élimination, il se déclare quelquefois une surdité consécutive, qui ne persiste que dans les circonstances où le travail naturel a été entravé ou inaccompli; dans ce cas, la maladie est passée à l'état chronique, la guérison est longue et difficile.

MALADIES DU PHARYNX ET DU LARYNX.

Les affections des muqueuses du larynx et du pharynx reconnaissent les causes que nous avons signalées. La perte de la voix étant pour les orateurs et les acteurs surtout, un accident d'autant plus grave qu'il brise leur carrière et détruit leur avenir, ils sentiront l'importance de ne point négliger d'y porter remède au début ; et que la maladie soit de cause rhumatismale, goutteuse, syphilitique ou autre, nous leur conseillons DE NE JAMAIS SE SOUMETTRE A AUCUN TRAITEMENT *purement* LOCAL (ils détermineront toujours des érosions des MUQUEUSES ou des SÉREUSES qui altéreront plus ou moins *nécessairement* la voix) ; mais d'engager le médecin en qui ils ont placé leur confiance, à les guérir d'après nos principes, c'est-à-dire en agissant sur le système affecté et non sur l'organe malade. C'est faute d'avoir suivi ces conseils qu'un grand nombre de jeunes talents supérieurs ont été perdus dès leurs débuts. Dans les maladies du larynx, on ne parvient à la guérison, en évitant les altérations locales, surtout si l'affection est ancienne, que par des vaporisations médicamenteuses calmantes, résolutives d'abord, puis toniques et astringentes vers la fin, accompagnant le traitement endermique de tout le ou les systèmes affectés.

M. T., premier ténor à B., fut pris d'une extinction de voix au sortir d'une représentation à bénéfice; les médecins furent d'avis de lui appliquer vingt-cinq sangsues à la gorge. M. T. était d'une constitution lymphatique et bilieuse et travaillé de douleurs erratiques. Les voix prévalurent, les sangsues furent appliquées, un large vésicatoire succéda à cette application... Le malade a perdu sa carrière. Il lui est resté un enrouement dû à l'altération des cordes vocales. L'affection était de cause rhumatismale, et nous pouvons assurer sans crainte qu'un traitement opposé eût été sûrement couronné de succès en quelques jours. Tous les médecins savent l'histoire de Mme P., jeune et célèbre chanteuse, traitée localement pour une affection du système lymphatique, etc., etc.

La méthode DÉRIVATIVE locale sera toujours funeste dans de telles circonstances.

SCROFULES.

Toutes les maladies qui sont la suite de la prédominance constitutionnelle, ne peuvent se guérir que par l'effet du développement des systèmes qui peuvent faire équilibre à cette prédominance.

Dans les scrofules, ce sont les systèmes artériel et nerveux qui doivent être appelés à procurer la guérison. Ainsi une hygiène convenable, une alimentation spéciale, l'air, l'exercice, les bains, les frictions toniques et stimulantes, des vêtements secs et chauds, etc., sont les principaux remèdes; les agents amers ne viennent qu'en seconde indication; le fer administré en VAPEURS et à l'intérieur, est le spécifique par excellence.

Eugène T., âgé de sept ans, rue Caumartin, avait eu une nourrice scrofuleuse (le père et la mère ont une constitution excellente); l'enfant se luxe le pied, un cataplasme de farine de moutarde est appliqué par erreur à la place d'un cataplasme de farine de graine de lin, œdème énorme sous lequel le pied est entièrement caché, sphacèle de la jambe et du pied. L'astragale sort en morceaux, ainsi que les squilles du tibia et du péroné. L'enfant, qui a aujourd'hui dix-huit ans, a parfaitement guéri.

La fille de Mme la comtesse B., rue Rochechouart, âgée de sept ans, reçut un coup violent sur la jambe gauche; gonflement œdémateux, abcès, le tibia se carie; après divers traitements, un second os apparaît renfermé dans le premier. Nous supprimons et les sirops amers et les onguents, nous envoyons l'enfant à la campagne, des compresses d'eau froide et un traitement ferrugineux purement externe furent prescrits, hygiène, diététique, etc. Après vingt-huit mois, l'enfant était parfaitement guérie. Une esquille d'un pouce de long était sortie de sa jambe.

A la suite d'un traitement mercuriel opposé à des ulcérations scrofuleuses, Mme G. B., rue de la Michodière, eut des congestions cérébrales et devint folle; la moitié du corps resta paralysée. L'emploi *endermique* du quinquina, du fer, des sudorifiques et des dépuratifs amers, purgatifs et diurétiques alternés, a procuré, il y a six ans, une guérison qui ne s'est pas démentie, etc.

Où l'affection scrofuleuse est simple, l'engorgement des glandes lymphatiques de cause constitutionnelle; dans ce cas, la médecine endermique triomphera toujours chez les enfants et dans la jeunesse. Si à la dyscrasie scrofuleuse se joint la diathèse dartreuse, syphilitique, etc., ces dernières entraîneront, négligées, la dégénérescence cancéreuse, qui n'est que la suite de l'aberration d'abord des fonctions organiques, et de l'altération consécutive des tissus par l'action caustique de la psore.

SYPHILIS.

Nous avons toujours guéri les syphilis RÉCEN-
TES avec quelques grains de mercure doux appliqués par la méthode ENDERMIQUE, le malade
étant préparé et entouré de toutes les précautions
convenables. Les syphilis secondaires ou ter-
tiaires présentent plus de difficulté, par la raison
qu'il est assez difficile de reconnaître si l'affection tient à ce que la maladie syphilitique n'est
pas guérie, ou si la trop grande quantité de mercure absorbé n'est pas la cause d'une complica-
tion fatale; nous n'avons jamais mis en application les caustiques ou les injections astringentes
et lorsque, après avoir combattu et fait sûrement
cesser la CAUSE, il est resté des urethrorrhées
chroniques, nous les avons toujours taries par
l'usage seul des astringents. Pendant un temps
nous mettions en usage des soudes préparées et
astringentes, nous y avons renoncé.

M. R., à Courbevoie, après avoir subi un grand
nombre de traitements mercuriels, fut atteint de
carie à la colonne vertébrale, sphacèle des mem-

bres et des mains, les extrémités de ses doigts se détachaient sous le toucher ; il meurt : son fils, âgé de deux ans, aveugle, bossu, scrofuleux, a été traité par la méthode endermique seule ; après un an il n'était plus que borgne, depuis trois ans il voit des deux yeux, le strabisme a disparu, les glandes se sont dissoutes ; il était bègue, il parle très bien, enfin s'il reste de la déviation dans la colonne vertébrale, elle est insensible au dehors.

M. C., âgé de 31 ans, constitution sanguine, éprouva plusieurs accidents syphilitiques du canal de l'urèthre qui furent répercutés par les injections et pilules astringentes ; la dernière fut suivie d'engorgements des glandes inguinales, combattus par les sangsues, l'irritation se porta aux testes ; les traitements ayant été suspendus, il fut pris d'hémorrhagie pulmonaire, puis catarrhe. Traité pendant trois années consécutives, il portait un séton au côté depuis dix-huit mois , quand il se soumit au traitement des affections chroniques syphilitiques par la méthode endermique qui a dissipé tous ces accidents en six mois.

Combien de fois il nous arrive d'avoir à dire à une foule de personnes, hommes et femmes : Vous êtes encore sous l'influence du virus syphilitique, bien que depuis plusieurs années les malades se soient crus guéris, parce qu'on le leur a dit et qu'ils se le sont persuadé. Nous aurons à citer, dans une autre publication, une foule de faits les plus curieux sur ce sujet.

SQUIRRHES ET CANCERS DU SEIN.

Toutes les fois que, n'importe dans quelles circonstances, il se forme un engorgement, ou qu'une tumeur se développe dans le sein d'une femme ou fille, si la constitution générale du sujet est saine, si les parents n'ont point été atteints d'affections cancéreuses, si l'économie du sujet n'est point sous l'influence d'un vice arthritique, dartreux, etc., etc., la maladie guérira TOUJOURS sous l'influence des plus simples précautions hygiéniques et diététiques, sans emplâtres, sans applications de sangsues, sans compression surtout, et par un traitement *constitutionnel*. Lorsque le cancer est à l'état de kiste, c'est-à-dire quand la nature a pris le soin de l'isoler en l'enveloppant d'une membrane qui le réduit à l'état de corps étranger, ce qu'il y a à faire c'est de traiter énergiquement la constitution du malade; comme il n'y a pas d'effet sans cause, si le kiste est le résultat d'une cause externe, d'un coup, d'une chute, il restera stationnaire; si, au contraire, la psore complique l'état général du malade, on guérira cette dernière et ainsi on préviendra les accidents ultérieurs que ne manquerait pas de produire le passage du kiste à l'état de cancer.

Lorsque le cancer est ulcéré, surtout si la malade est ou a été dès l'enfance affectée de dartres, scrofules, syphilis, du scorbut, de la goutte, etc., en vain on procédera à l'opération chirurgicale, elle mourra plus vite, *Citiùs intereunt* (Hipp.).

C'est surtout à l'époque de la puberté et de la ménaupose que se produisent ces engorgements, tumeurs, squirrhes, cancers enfin du sein ou des seins. Quand l'engorgement du sein suit l'accouchement dans une constitution lymphatique simple, il n'y a rien à redouter, si la théorie médicale ne contrarie pas le travail naturel par des irritations locales, et si elle agit *modérément* et *sagement* sur l'utérus et contre la prédominance constitutionnelle.

On prend pour des affections de nature cancéreuse une foule de maladies du sein qui sont de nature psorique, goutteuses, scrofuleuses, dartreuses, etc. Le seul moyen de guérir ces prétendus cancers du sein, c'est de guérir l'infection goutteuse, scrofuleuse, dartreuse par la méthode endermique, on voit alors les tumeurs diminuer de volume et si elles sont abcédées, le virus perd son activité et la cicatrisation s'opère non sans luttes, mais elle s'opère enfin.

Mme la comtesse de B., 47 ans, rue Basse-du-

Rempart, d'une constitution sèche et nerveuse, avait toujours joui d'une santé parfaite, lorsqu'elle s'aperçut qu'une glande de la grosseur du poing s'était formée au sein droit : un peu plus tard elle éprouva des élancements dans cette glande et fut obligée de consulter ; on conseilla à cette dame l'un des sangsues sur le sein, l'autre des emplâtres ou cataplasmes de ciguë, l'autre la compression, etc. Cette dame à laquelle nous portions le plus vif intérêt, nous consulta ; nous avions donné des conseils à son mari, victime aveugle de la théorie mercurielle antiplastique. Nous la conjurâmes de ne rien faire de ce qu'on lui conseillait, l'assurant (vu que sa santé avait toujours été parfaite) qu'elle guérirait sans les médecines proposées : une peau de cygne fut appliquée sur le sein pour tout cataplasme, des sangsues aux cuisses, des bains généraux aromatisés, des frictions sèches d'abord puis irritantes furent pratiquées sur la peau, quelques purgatifs et l'usage de la bière dépurative complétèrent le traitement qui, en trois mois, procura l'absorption complète de l'engorgement glandulaire qui ne s'est plus reproduit. Nous croyons pouvoir assurer qu'un seul des traitements actuellement en réputation aurait éternisé la maladie et entraîné peut-être la désorganisation cancéreuse, une éruption pustuleuse s'étant déclarée pendant notre traitement.

Mme de B., 32 ans, rue Duphot, après son premier accouchement, fut prise d'un abcès au sein gauche, des taches et pustules grises apparurent sur tout son corps ; cet abcès durait depuis six mois, il avait été ouvert deux fois avec le bistouri ; quand nous fûmes consultés, nous déclarâmes que les taches de la peau une fois guéries, l'engorgement du sein et l'abcès le seraient aussi. Cette éruption était de nature psorique, une garde-malade en avait été la cause. Les choses sont ainsi arrivées.

Mlle J., rue de la Harpe, 52 ans, avait été opérée d'un cancer du sein droit en 1837, la cicatrice guérit parfaitement. En 1848, Mlle J. éprouva au sein gauche les mêmes accidents qu'elle avait éprouvés au sein droit (elle a deux sœurs aînées qui jouissent d'une santé parfaite) ; le CANCER était de la grosseur d'un œuf de poule et ulcéré. Nous lui déclarâmes qu'elle n'avait pas été opérée d'un CANCER, et que ce n'était pas un CANCER, mais un simple engorgement glandulaire compliqué de psore. Décidée à se faire opérer, nous ajoutâmes : *Si c'est un cancer, vous mourrez d'un troisième ou d'un quatrième cancer, ou le même cancer repoussera* sous le fer du chirurgien. Elle se décida alors à suivre notre avis. Cette personne était sous l'influence d'une dyscrasie scorbutique et rhumatismale : elle n'avait pas une bonne dent dans la bouche, la peau était sèche et rugueuse, le pouls était petit et concentré, la langue noire et semblable à une râpe, la malade était essoufflée en marchant, et de moment en moment des bouffées de chaleur faisaient monter un sang pourpre à ses joues. Régime tonique et stimulant, exercice quotidien, sueurs intermittentes, dépuratifs internes, frictions avec l'iode en teinture, le fer en vapeur, révulsifs aux jambes et aux pieds, peau de cygne pour tout remède sur la glande, par-dessus des compresses d'eau froide, plus tard bains de vapeur, bière dépurative, etc., ont procuré la guérison complète du CANCER, c'est-à-dire la résolution et la cicatrisation de l'ulcère.

Mlle Adèle G., 22 ans, sortie de l'Hôtel-Dieu, où depuis six mois on l'avait soumise à la compression permanente pour une affection cancéreuse des seins (1840), a été guérie jusqu'à ce jour par l'usage externe du formiate de fer, de la bière dépurative, du parégoric à l'extérieur, des demi-bains vaporisés, etc. La mère était morte cancéreuse, 1850.

Mme B. de G., âgée de 49 ans, était depuis plusieurs années affectée de pertes utérines, avec émaciation générale, gastrite, tremblement

nerveux, insomnies, névralgies erratiques, etc.,
etc.; tout à coup les accidents utérins se supprimèrent et les deux seins devinrent douloureux,
engorgés puis lancinants. Dans sa jeunesse,
Mme B. de G. avait ressenti des attaques d'épilepsie qui n'avaient entièrement cessé qu'à
l'époque de la puberté. Traitée depuis longtemps
par les sangsues, la compression, la ciguë, etc.,
la malade nous fut amenée par une de nos clientes. Nous considérâmes la maladie des seins
comme la suite de la suppression des pertes utérines, dans une constitution lymphatique et nerveuse avec psore ; il n'était plus temps de les
rappeler ; notre avis alors fut d'agir sur le système cutané en même temps que sur les organes
excréteurs naturels ; des bains généraux, des
frictions avec le parégoric et le formiate de fer
furent faites sur la peau tous les deux jours,
puis les bains de vapeur ferrugineux, les dépuratifs amers, des viandes rouges, un peu de
vin vieux. Ce traitement amena nne guérison
complète en un an.

Mme de G., rue Montmartre, 25 ans, après deux
fausses couches, amena à bien un enfant lymphatique qu'elle a conservé grâce au choix de la
nourrice et aux soins dont tous les dèux ont été
entourés ; deux ans après, elle eut un autre enfant. L'accouchement fut suivi de pertes abon-

dantes avec maux d'estomac, émaciation, mouvements fébriles, etc.; les deux seins s'engorgèrent, s'abcédèrent, et la fluxion vers les seins était liée aux accidents de l'utérus. Plusieurs fois les médecins sont consultés et, après divers essais pour combattre l'inflammation, on en vient à proposer la cautérisation pour guérir l'engorgement prétendu squirrheux du col de la matrice. De l'avis de M. le Dr P., Mme de G. n'a plus été saignée, le régime anti-phlogistique a été remplacé par un régime tonique, des bains généraux, des frictions stimulantes, les amers à l'intérieur, le fer, l'exercice, des soins constants de propreté, ont suffi à procurer la guérison d'un engorgement du tissu cellulaire et des muqueuses du col de l'utérus.

On ne guérit que bien rarement une affection cancéreuse des seins de cause constitutionnelle psorique et compliquée, c'est-à-dire que chez une femme d'une constitution lymphatique, si une affection dartreuse, scorbutique, syphilitique chronique, complique la diathèse locale, la dégénérescence cancéreuse sera, invétérée, toujours au dessus de tous les moyens médicaux et chirurgicaux; *on en procure seulement la tolérance*. C'est au début des engorgements, lors de la production et de l'abcession de la tumeur, qu'il est possible encore de prévenir le futur

cancer en traitant la dyscrasie constitutionnelle ;
plus tard, si on opère, le malade meurt plus
vite. *Citius intereunt*. HIPP.

Nous aurons à examiner ailleurs si, dans de
telles circonstances, le chirurgien a le droit de
procéder à l'opération.

GASTRITES.

Les principes que nous avons établis nous dispensent de citer aucune observation sur les maladies des muqueuses de l'estomac et du duodénum ; qu'il nous suffise de faire remarquer que la théorie de l'irritation ayant poussé à l'excès la diète d'un côté, et ayant, de l'autre, altéré l'estomac par l'emploi irrationnel de préparations médicamenteuses et toxiques, on a vu, il y a quelques années, un médecin obtenir des cures inespérées à l'aide des *cotelettes* et du *vin vieux*. Ce praticien avait compris que pour réussir occasionnellement, il n'avait qu'à relever les forces générales épuisées.

Que les malades et les médecins se méfient des gastrites primitives et organiques, c'est le chagrin et la thérapeutique interne surtout qui les procurent ; ce sont encore les affections constitutionnelles, les dispositions psoriques, les fièvres éruptives, etc., etc.

Les gastrites nerveuses cèdent à un traitement général endermique dirigé contre le système séreux. Dans la majorité des cas, la guérison des vagino-utérites entraîne celle de la gastrite concomitante.

DARTRE DE L'ESTOMAC.

Mlle B. , 24 ans, constitution nerveuse et lymphatique, a éprouvé toute sa vie, par intermittences, des accidents nerveux à la tête, à l'estomac, à la poitrine, etc.; depuis trois ans, des taches irrégulières, disséminées, se produisent tantôt sur une partie du corps, tantôt sur une autre. Une gastrite s'est déclarée pendant ses derniers accidents, avec suppressions mensuelles intermittentes ; la malade en est réduite à ne pouvoir digérer que les deux bras étendus et couchée pendant trois ou quatre heures dans un fauteuil après le repas ; des rapports nidoreux, acides, accompagnent la digestion, etc.

Traitée pour une dartre de l'estomac par la méthode endermique (le père est dartreux), la malade a parfaitement guéri à la suite d'une éruption générale ; elle n'a bu que de la bière et n'a mangé que des légumes pendant deux mois.

M. M., âgé de vingt-huit ans, constitution bilieuse sanguine, élève en médecine, contracta la gale, négligea pendant dix-huit mois de se guérir; il prit enfin des bains sulfureux, la gale se dissipa. Il lui survint une gastrite tellement intense, que depuis deux mois il rejetait tous les aliments solides. Après divers traitements, il vint réclamer nos conseils. Nous l'assurâmes que l'affection dartreuse s'était, à la suite de bains de vapeur, portée sur l'estomac, par la raison qu'après avoir pris ces bains, il allait, nous avait-il dit, déjeuner. Pour aliments, il ne prit, pendant deux mois, que des légumes; pour boissons, de l'excellente bière de Lille; pour diaphorétiques, des bains de vapeurs aromatiques. La gastrite s'est complétement dissipée.

Mme S., quarante-six ans, rue Duphot, constitution lymphatique et scrofuleuse, avait perdu la vue à la suite de l'opération de la cataracte. Nous avions vu cette dame avant l'opération, et nous avions annoncé qu'elle n'était, sous le rapport de ses yeux comme de sa santé générale, dans aucune des conditions qui pouvaient faire espérer le rétablissement de la vue. La cataracte, en effet, était de nature GLAUCOMATEUSE, ce qui arrive bien plus souvent que ne le peuvent savoir et reconnaître les opérateurs. Le chagrin qu'elle éprouva fut la cause du dérangement de sa santé; elle éprouva une cessation subite des menstrues, accompagnée de douleurs violentes et lancinantes dans l'estomac, etc., etc. Nous pensâmes, contre l'avis de son médecin, que la cause de la gastrite n'était pas la *cessation*, mais la *suspension* de l'écoulement mensuel, compliqué de dyscrasie scrofuleuse; nous suivîmes cette indication. Sous l'influence d'un traitement endermique externe un peu énergique, les menstrues se rétablirent, et un mois après la gastrite se termina par des vomissements de matières séro-purulentes. Le régime et la diététique confirmèrent la guérison.

M. E. T., négociant, trente-sept ans, constitution nerveuse et lymphatique, éprouvait depuis six ans des douleurs à l'estomac, accompagnées, de temps en temps, de vertige; le toucher n'occasionne aucune sensation douloureuse, le lobe inférieur du foie est dur et rénitent, le malade a longtemps conservé une uréthrorrhée de cause syphilitique. A la suite de douleurs, de temps en temps plus violentes, il vomit depuis quelques mois des matières séreuses, âcres et mêlées de bile. Nous avons considéré cet état comme la suite d'une gastrite nerveuse dépendante de la prédominance lymphatique; le camphre et l'eau de laurier-cerise ont été mis en application à l'extérieur pour calmer les douleurs nerveuses, des lavements purgatifs, des demi-bains et douches de vapeurs, des frictions avec le vin de colchique, un régime doux d'abord, tonique ensuite, un exercice modéré, etc., sont parvenus à dissiper tous les accidents. Il n'est resté à M. E. T. que des sensations hypo-chondriaques légères qui, sans doute, constitue-ront plus tard une disposition constitution-nelle.

PHTHISIE PULMONAIRE.

Chez les personnes d'une constitution lymphatique et nerveuse, chez celles surtout qui, à cette
constitution, doivent d'être affectées de rhumatismes, de goutte, de dartres, de scorbut, etc.,
les poumons deviennent souvent le siége d'une
affection intermittente d'abord et continue ensuite. Toutes ces conditions déterminent une
maladie de poitrine ; mais cette maladie n'est
point la PHTHISIE pulmonaire, c'est-à-dire que
dans ces cas il ne se produit pas, *de prime abord,*
de tubercules dans les poumons, à quelque ex-
trémité souvent que soient réduits les malades.
Dans d'autres circonstances, la chronicité de la
congestion peut, surtout si les séreuses pulmonaires en sont le siége, donner naissance à des
tubercules. Ce dernier cas est plus rare qu'on
ne le croit en médecine actuelle ; il ne se montre
qu'à la suite de l'infection tuberculeuse héréditaire ou du catarrhe chronique chez les scrofuleux, les scorbutiques, etc.

Ainsi, on ne doit point regarder comme tuberculeux ou phthisiques ceux ou celles qu'une toux
continuelle fatigue, avec ou sans expectoration ;

ceux qui subissent des hémorrhagies pulmonaires étant jeunes, les filles, surtout avant la
puberté ; ceux qui toussent sous l'influence d'un
refroidissement, ceux qui toussent ou ont toussé
longtemps sous l'influence des variations atmosphériques, quand ils sont affectés de dartres,
gales, etc.; quand ils ont été atteints de maladies
syphilitiques, quand la toux accompagne la suppression des règles, d'une hémorrhagie, d'une
douleur arthritique, le froid aux pieds, la
suppression ou diminution des sueurs, des
urines, etc., etc.

Il n'y a jamais de diathèse tuberculeuse à redouter chez les personnes d'une constitution
saine ou même lymphatique ; dans ce dernier
cas, c'est la disposition rhumatismale qui altère
le tissu pulmonaire. Ces prétendus poitrinaires
guérissent par les traitements endermiques propres à modifier la constitution lymphatique ou
l'idiosyncrasie psorique quelles qu'en soient
les causes, non pas toujours et lors de la désorganisation, mais au début, pendant la marche
des maladies et les OCCASIONS de leurs intermittences ; car les luttes et les crises sont autant
d'efforts que fait la nature pour sauver les malades (moment dont le médecin doit savoir profiter). Les tubercules une fois formés, la médecine n'a plus qu'à travailler à en prévenir le ra-

mollissement. Dans les affections des poumons, la médecine endermique vaporise les agents spécifiques et les introduit directement dans ces organes.

M. de R., agent de change, 39 ans, constitution nerveuse, après divers chagrins, est atteint d'un catarrhe pulmonaire : on le traite par les saignées, la diète blanche, les vésicatoires ; tombé dans une prostration extrême des forces, émaciation, etc., il est condamné après plusieurs consultations. Considérée comme la suite d'une disposition constitutionnelle nerveuse et rhumatismale, l'affection pulmonaire est alors combattue : une alimentation tonique et stimulante, l'usage des bains aromatiques accompagnés de frictions stimulantes sur la peau, emploi de l'emplâtre du pauvre homme sur la poitrine et le dos, inhalations résolutives toniques et astringentes méthodiques, frictions externes alternées avec la poudre de quinquina, etc. Le malade a recouvré et conservé une excellente santé depuis huit ans.

Mme B., 33 ans, rue de la Paix, constitution nerveuse et lymphatique, considérée, après divers accidents pulmonaires, comme phthisique, fait un enfant rachitique en Russie ; elle revient avec son enfant à Paris, on les envoie aux Eaux-Bonnes ; la mère en revient plus malade et crachant le sang, suppressions mensuelles. Elle prend les bains de sable de la Méditerrannée, sa santé se rétablit. Elle part pour la Russie une seconde fois ; obligée de revenir en France à cause de sa santé qui s'était altérée de nouveau, on la traite par la cautérisation pendant cinq mois pour un ulcère à la matrice. Sous l'influence du traitement endermique opposé aux affections générales des muqueuses pulmonaires et des séreuses, les menstrues se rétablissent, la peau reprend ses fonctions, la malade ses forces et de l'embonpoint, les accidents pulmonaires se dissipent par l'emploi des inhalations toniques et astringentes ; le fer, pris à l'intérieur et administré en douche, a été l'agent principal de cette guérison. Mme B. a, depuis, fait un second enfant dont la constitution est parfaite,

M. B. de L., 32 ans, à Clichy, était depuis plusieurs années traité pour une phthisie pulmonaire. Le malade est sujet à des épistaxis fréquentes, sa constitution est nerveuse et sanguine ; soumis à des traitements endermiques opposés à la fluxion artérielle, des hémorrhoïdes se déclarent et, à leur suite, ont cessé tous les accidents de la poitrine.

Mme L., quai des Augustins (24 ans), après un premier accouchement, est prise d'un catarrhe pulmonaire avec vomissement de sang. Traitée par le lait et les adoucissants, elle tombe dans l'éthisie, toux, sueurs à la paume des mains, des accidents de nature psorique se déclarent à la matrice ; on leur oppose le mercure et la cautérisation, épuisement, anorexie. La médecine endermique traite cette maladie par le fer, le quinquina à l'extérieur, les bains aromatiques, les inhalations résolutives, stimulantes, toniques et astringentes tour à tour, les frictions avec le parégoric, on l'entoure de soins et de précautions hygiéniques et diététiques. Mme L. a trente ans aujourd'hui et sa santé est parfaite.

La puberté guérit toutes les filles *prétendues* phthisiques dont la constitution n'est point altérée de vices psoriques et tous les jeunes gens qui ne sont point sous l'influence d'une affection scrofuleuse chronique, quand les parents n'ont pas été phthisiques eux-mêmes.

FLUEURS BLANCHES, ULCÈRES, SQUIRRHES ET CANCERS.

Il sera bien évident pour tout praticien non aveuglé par une théorie, à travers laquelle il marche entouré de soupçons et de ténèbres, que les maladies des muqueuses du vagin et de l'utérus ne sont jamais que DES ACCIDENTS locaux chez toutes les femmes jeunes ou âgées, filles ou mères, dont la constitution est SAINE, étant nées de parents SAINS; que ces accidents ne se produisent qu'à la suite de CAUSES auxquelles il est facile de remonter et par suite de remédier. Il sera bien évident encore que chez les filles ou femmes qui accusent des maladies de ces organes, dans les conditions constitutionnelles précédentes, des causes occasionelles leur auront donné naissance. Dans l'enfance des modifications du système lymphatique ou séreux, des fièvres éruptives arrêtées ou suspendues pendant le travail d'élimination, etc.; à la puberté, le développement tardif de certains organes, un travail cérébral trop précoce : pendant le mariage, les émotions passionnelles, morales, ou autres, l'accouchement et ses suites, les chagrins, les accidents imprévus, etc.; à la ménaupose, la crise naturelle, etc., etc. Par conséquent, si toutes ces CAUSES OCCASIONNELLES n'entraînent que des accidents OCCASIONNELS intermittents qu'il est toujours au pouvoir du médecin rationaliste de faire cesser en détruisant la cause, ce qui arrive même malgré les médecines théoriques et par le seul travail organique dans un grand nombre de cas ; nous serons logiquement forcé d'en conclure que TOUTES LES AUTRES (quand elles sont suivies de désorganisations) remontent à une cause AUTRE, c'est-à-dire à une modification PSORIQUE dans un ou plusieurs systèmes.

Ainsi, lorsqu'une des causes occasionnelles PSORIQUES que nous venons de mentionner se joint à une disposition lymphatique, scrofuleuse, dartreuse, galeuse, scorbutique, syphilitique, etc., elle entraînera *nécessairement* une affection des muqueuses de l'utérus ou du vagin, comme elle pourra le faire de tout autre organe, qui passera à l'état chronique sûrement, si elle est méconnue ou négligée, et entraînera des accidents d'induration partielle, de suppuration secondaire ou tertiaire par suite, et dégénérera sûrement en ulcère, squirrhe et cancer.

Les engorgements, hémorrhagies, indurations, ulcères, squirrhes, cancers du vagin ou de l'utérus, sont donc des affections de causes constitutionnelles compliquées d'accidents scrofuleux, dartreux, galeux, scorbutiques, syphilitiques, quand ces maladies passent à l'état chronique par la négligence des malades ou la faute de la médecine. Il naît de ces produits primitifs, de ces désordres qui suivent l'inflammation et la désorganisation organique première, des combinaisons psoriques consécutives, c'est ce qui constitue ce qu'on a appelé jusqu'à ce jour, dans toutes les écoles, le VICE CANCÉREUX.

Les engorgements, fissures, ulcères, squirrhes, cancers du vagin ou de la matrice, ne sont donc que les suites de la désorganisation des muqueuses, de l'altération des éléments divers qui les composent, des tissus qui les environnent, etc., etc., dans les conditions constitutionnelles et organiques que nous venons de signaler.

Pourquoi existe-t-il un si grand nombre d'affections cancéreuses du vagin et de la matrice chez les femmes, et un si petit nombre de cancers de la vessie et de l'urèthre surtout, chez l'homme? Nous n'ignorons pas toutes les raisons qu'on pourra apporter en faveur de la préférence de la désorganisation cancéreuse chez la femme; sans doute chez elle, ces organes sont dans des conditions tout autres; et cependant, qu'on nous permette de dire librement notre avis à ce sujet, comme nous l'avons fait dans tout le cours de cet ouvrage : nous pensons que la chirurgie a exagéré le nombre des affections cancéreuses du col utérin et du vagin, depuis qu'elle en a monopolisé le traitement, ou qu'elle a pris, dans la majorité des cas, c'est du moins ce que notre pratique nous a rendu évident, de simples engorgements cellulaires, lymphatiques, scrofuleux, dartreux, syphilitiques, etc., avec ou sans érosions des muqueuses, pour des maladies de nature cancéreuse ; et toutes ces maladies de l'utérus et du vagin qu'on prétend avoir guéries par la cautérisation, n'étaient pas des cancers, ou si elles étaient des affections cancéreuses, la cautérisation n'a pas pu les guérir ; car en brûlant un cancer, on ne le guérira jamais, on n'empêchera même jamais le vice cancéreux interne de produire des désorganisations internes ; si, au fur et à mesure que la nature pousse le virus au dehors, on ferme les issues, on le forcera seulement de se réprimer, et voilà tout.

Que les flueurs blanches, engorgements, indurations, ulcères, hémorrhagies, kystes de l a matrice ou du vagin soient de cause simple et unique, constitutionnelle ou psorique, la première indication est de favoriser les sécrétions muqueuses locales, parce que ces organes sont des excréteurs naturels, la seconde d'empêcher la résorption des sécrétions morbides, la troisième enfin de combattre la cause par tous les moyens que la nature et l'art peuvent mettre dans les mains du médecin, en même temps que l'on combat la cause générale dans les affections désignées sous les noms de *vaginites, utérites,* flueurs blanches, vaginorrhées, etc.

Il est un moyen autrefois mis en usage dans les Ecoles de la Grèce et de Rome, et même par la médecine arabe, de porter directement l'action des substances médicamenteuses sur ces organes; ce moyen, aujourd'hui ignoré en général et inappliqué, est cependant le seul rationnel et le seul qui puisse procurer la guérison de toutes les affections locales de ces muqueuses, au début et pendant la marche des modifications qu'elles subissent.

Mme R., espagnole, 29 ans, après une fausse couche, est atteinte d'ictère avec gastro-entérite : la maladie est combattue par les saignées, les sangsues, la diète, etc. La gastro-entérite se dissipe, l'ictère persiste ; une tumeur considérable se développe à la matrice, suppression des menstrues, engorgement du col utérin, granulations, hémorrhagies intermittentes. Il était indiqué d'agir sur le tube intestinal; des purgatifs sont administrés, la malade les vomit; on en vient alors à les administrer en lavements, en même temps on met en usage les vomitifs, les dépuratifs amers, etc. Ce traitement procure des évacuations abondantes et l'engorgement de la matrice se dissipe en même temps que la maladie du foie qui en est la cause. La malade offrait le type le plus prononcé du tempérament bilieux.

Chez les jeunes filles, l'inflammation des muqueuses du vagin reconnaît toujours (à part les accidents) des causes constitutionnelles toutes les muqueuses étant solidaires les unes des autres et de la peau, et les vaginites entraînant toujours des sécrétions muco-séreuses abondantes. Ces affections, négligées, réagissent sur l'estomac dont les fonctions se troublent et s'altèrent. Traitée par la méthode endermique, toujours l'affection cède à une médication générale, et les leucorrhées ne résistent jamais au traitement local qu'il nous suffit d'indiquer pour nous faire comprendre.

Une jeune demoiselle de 15 ans, traitée pour une gastrite, dépérissait sous l'abondance des sécrétions vaginales, la première indication nous parut être de les faire cesser. L'estomac reprit ses fonctions, les amers, le fer, le k-k, les toniques rétablirent en peu de mois la santé.

Mme de B. accouche d'un enfant MORT, une inflammation de la matrice suit l'accouchement, accompagnée de sécrétions qui répandent une odeur infecte, des taches brunes couvrent tout son corps, depuis six mois elle est dans le même état, depuis trois mois elle est soumise à la cautérisation sans aucun résultat ; au contraire, des douleurs cérébrales surviennent ; les médecins, consultés, déclarent les uns que Mme de B, est affectée du scorbut, les autres que la maladie est de nature syphilitique. Que la maladie reconnaisse l'une ou l'autre cause, nous pensons que la malade est sous l'influence d'une affection psorique que le travail économique a été impuissant pour éliminer. Nous commençons par prescrire les sudorifiques à l'intérieur appuyés de bains de vapeur, et ce traitement suffit pour procurer la guérison.

La femme d'un colonel, âgée de 39 ans, d'une constitution sanguine, vint réclamer nos soins pour une maladie de la gorge que l'on traitait pour une phthisie laryngée. Jugeant sur le rapport de sa constitution, nous déclarâmes que l'affection de la gorge nous paraissait devoir être rapportée à une cause psorique que nous soupçonnions syphilitique. Cette dame fit part de nos soupçons à son mari, après toutefois avoir avoué qu'elle était depuis quelque temps sujette à des pertes utérines. Le mari, indigné, revint avec elle et s'offensa de nos soupçons. Il fut décidé

que la dame se soumettrait à une consultation
dont le chirurgien du régiment ferait partie :
nous procédâmes à l'examen des parties et nous
découvrîmes deux petits ulcères syphilitiques,
l'un au centre, l'autre sur le bord de la partie
externe de l'utérus. Cette dame était mariée en
secondes noces et les ulcères étaient restés depuis plusieurs années indolents. Elle guérit par
le traitement endermique.

Mme la baronne G., âgée de soixante ans, éprouvait depuis six mois environ des douleurs lancinantes dans la matrice, accompagnées de difficulté à uriner, douleurs dans les lombes, sensation de pesanteur, etc. Les bains, les sangsues,
etc., avaient été depuis longtemps mis en usage,
on parlait d'ulcère à la matrice et de cautérisation. Ayant procédé à l'examen attentif des parties, nous ne pûmes y découvrir aucune trace de
modifications passives des organes. Des purgatifs
intermittents, des diurétiques, un régime convenable, les bains généraux d'abord, puis les
bains de vapeur accompagnés de frictions avec
le colchique procurèrent la guérison d'une affection rhumatismale de l'utérus.

Une dame à laquelle nous avons donné des
soins en 1840 pour une affection scrofuleuse des
paupières et des glandes inguinales nous avoua
que, depuis plusieurs années, elle éprouvait des

douleurs lancinantes dans les parties, accompagnées de sécrétions séreuses et sanguines parfois, qu'ayant déjà réuni plusieurs consultations, les avis avaient été partagés et que, en résumé, elle se croyait destinée à mourir d'un cancer à la matrice. Nous répondîmes, après examen, qu'il nous paraissait possible qu'une diathèse cancéreuse vînt à s'établir, mais que, pour le moment, nous étions persuadé que l'engorgement du col utérin était de même nature que celui des paupières et des glandes inguinales. Le traitement endermique suivi par la malade, n'a pas complètement dissipé les névralgies, causes des élancements; elles se représentent par fois aux changements de temps, mais la santé générale est aujourd'hui parfaite.

Nous donnons, depuis sept ans, des soins à une dame âgée de 35 ans (dont la mère est morte d'un cancer *opéré* à la matrice), chez laquelle des engorgements de nature psorique et syphilitique héréditaire nous font craindre à la fin une dégénérescence cancéreuse; la personne est d'une constitution lymphatique et nerveuse. *L'expérience démontre que la cautérisation n'a pour effet que de hâter la désorganisation locale dans les cas de cancers véritables.*

La femme d'un médecin de nos amis, âgée de 29 ans, d'une constitution sanguine et bilieuse,

fut atteinte, à la suite de chagrins, d'une maladie
de foie : les règles se supprimèrent, des douleurs
vives, lancinantes, se déclarèrent dans la matrice
avec sécrétions purulentes ; elle était dans cet
état depuis six mois, et les efforts tentés pour
rétablir les fonctions normales avaient été vains.
A ces accidents se joignit un catarrhe vaginal.
Notre avis fut qu'il était indiqué de combattre
d'abord les accidents hépatiques : des sangsues
en petit nombre, mais accompagnées de ventouses, furent appliquées sur la région du foie ;
ces applications furent suivies de frictions résolutives (iodurées), un ou deux vomitifs furent
prescrits, des bains de siége, les diurétiques, la
diète pendant les premiers jours ; lorsque la maladie du foie fut à peu près dissipée, on employa,
pour guérir la vaginite consécutive, des injections émollientes d'abord et résolutives, puis toniques, puis astringentes, à la suite desquelles
il ne resta qu'un simple engorgement du col
utérin. La malade a joui depuis d'une santé parfaite.

Nous avons donné des soins, sous les avis de
M. le Dr P., à une dame qui a été, pendant six
mois, cautérisée pour un ulcère prétendu car-
cinomateux de la matrice, dont la mère est morte
cancéreuse, dit-on, et qui, depuis, a eu deux enfants et dont la santé est jusqu'à ce jour parfaite.

CYSTITES, RÉTENTIONS D'URINE, CATARRHES DE VESSIE, ETC.

Dans les constitutions saines, les affections de la vessie sont, en général, consécutives aux maladies aiguës, ou dépendantes de modifications de causes rhumatismales; dans les constitutions passives, elles portent le caractère de la prédominance constitutionnelle ; chez les vieillards, la vessie est souvent le siége principal de l'épuration générale et de l'élimination de certains produits psoriques ou étrangers à la nutrition. On trouvera facilement la raison des faiblesses, paralysies de la vessie, incontinences d'urine, catarrhes, etc., dans cette dernière considération.

Presque toutes les personnes âgées auxquelles nous avons donné des soins pour des rétentions ou incontinences d'urine, spasmes, catarrhes de la vessie, etc., présentaient, hommes ou femmes, le tempérament lymphatique, nerveux ou nerveux-bilieux ; chez les femmes, la prédominance constitutionnelle expliquait les accidents cystiques ; chez les hommes, à part la prédominance lymphatique et les dyscrasies psoriques héréditaires, les maladies de la vessie se rapportaient

généralement à des affections anciennes du canal de l'urèthre, syphilitiques ou autres.

A la suite de bains froids pris à l'école de nata.
tion. M. J., âgé de 17 ans, constitution nerveuse et
lymphatique, fut pris de douleurs néphrétiques
intermittentes d'abord, qui deux ou trois mois
après devinrent continues, on appliqua un traitement antiphlogistique local, et les accidents
s'étaient dissipés, lorsque tout à coup une rétention d'urine se déclara accompagnée d'accidents cystiques, inflammation, etc. Malgré les
divers moyens mis en usage, l'emploi des sondes
et des bougies, le malade n'éprouvait depuis
plusieurs mois que des suspensions momenta-
nées de ses douleurs ; considérant cette maladie
de la vessie, consécutive à une phelgmasie des
reins comme de nature rhumatismale, nous
mîmes en usage les bains généraux émollients
d'abord, les embrocations locales avec l'eau de
laurier cerise alternées avec l'extrait aqueux
d'opium ; on en vint ensuite aux bains de vapeurs, à l'intérieur on prescrivit des tisanes
amères, légèrement diurétiques (racine de sa-
ponaire), un régime tonique et stimulant, l'u-
sage de la flanelle, un exercice modéré, etc., l'affection rhumatismale de la vessie s'est dissipée
sous l'influence de cette médication.

M. Th., négociant à Lille, constitution séreuse et lymphatique, perdit en une nuit l'œil gauche, sans avoir éprouvé aucun accident phlegmasique. Pendant que nous lui donnions des soins pour sa vue, des accidents se déclarèrent aux reins et à la vessie, pesanteur d'abord, puis douleur, puis rétention momentanée enfin continue d'urine, en peu de jours les urines devinrent sédimenteuses, rougeâtres, puis brunes épaisses, semblables à la lie de vin. Le malade avait jusqu'à ce jour été exempt d'aucun accident semblable, il n'avait jamais eu de maladies syphilitiques, la peau prit chez lui en peu de jours une teinte générale ictérique, il tomba à la suite de l'amaigrissement dans une prostration extrême des forces ; des accidents scorbutiques alors commencèrent à se montrer, nous n'entrerons pas dans le détail des divers moyens endermiques et constitutionnels que nous avons mis en usage, il nous suffira de dire que nous avons procuré la guérison de l'œil, de la vessie et du scorbut à la suite d'une dérivation vers la peau, suivie de sécrétions sero-purulentes si abondantes qu'il suffisait d'une friction légère pratiquée sur n'importe quelle partie de son corps avec un médicament irritant, pour entraîner pendant plusieurs jours une énorme quantité d'humeurs.

M. De T., à Versailles, 62 ans, était en 1840

affligé d'accidents goutteux sciatiques qui le forçaient à garder le lit pendant 8 ou 15 jours tous les mois ou tous les deux mois, nous lui fîmes observer que la cessation des crises goutteuses était sûrement accompagnée de sécrétions urinaires sédimenteuses et abondantes, ce qui était vrai. Nous le prévînmes alors que le seul moyen de prévenir de plus graves accidents qui se déclareraient sûrement dans la vessie, était de se soumettre dès ce moment à un traitement propre à diminuer d'abord la diathèse arthritique et à la guérir ensuite. Le malade apporta de la négligence à suivre les prescriptions, et chaque fois qu'une amélioration se produisait dans son état, il s'écartait de son régime. Nous avons revu M. de T. l'année dernière, l'affection de la vessie était dégénérée en catarrhe ; le malade ne pouvait uriner qu'avec une sonde, et il ne le peut bien souvent qu'après avoir pris des bains de siége prolongés.

Mme R., 40 ans, constitution nerveuse et sanguine, avait dans sa jeunesse été sujette à des hémorrhagies pulmonaires, des chagrins entraînèrent chez elle des accidents gastro-entériques, accompagnés de douleurs lancinantes dans les reins et la vessie avec rétention d'urine, les menstrues s'étaient supprimées depuis deux ans à la suite d'un bain pris trop froid, une cystite se déclara, dans les premiers jours la sonde procurait l'émission des urines ; mais elles devinrent si épaisses qu'une partie seulement pouvait être évacuée. Nous considérâmes cette affection comme une névrite accompagnée de phlegmasie des séreuses cystiques et compliquée de diathèse rhumatismale et goutteuse. Nous conseillâmes les frictions doubles avec l'huile camphrée alternées avec l'extrait de pavot, des injections émollientes d'abord, puis légèrement astringentes, l'emploi intermittent de l'extrait de colchique en frictions et de manière à ne point irriter la peau ; des boissons amères et dépuratives, des bains aromatiques, un régime doux complètèrent le traitement avec quelques purgations, et les règles reparurent; un régime tonique, l'hygiène, etc., ont ensuite rendu les forces et l'embonpoint à la malade.

Mme la baronne G., 59 ans, était depuis plusieurs années traitée pour un anévrysme du cœur; des douleurs avec élancements se produisirent dans la matrice et la vessie, avec rétention d'urines, plus tard l'émission des urines devint involontaire. Le spéculum ne permit de découvrir aucune trace d'inflammation ou de lésion des muqueuses de l'utérus. Cette dame allant passer l'été auprès de Bordeaux, nous lui conseillâmes les bains de sable, elle s'y soumit pen-

dant trois mois, en prit deux ou trois par se-
maine, et revint à Paris débarrassée et de son
anévrysme, et de ses douleurs des reins, de la
vessie et la matrice. L'hiver suivant les mêmes
douleurs tendirent à se produire, elles furent
combattues avec succès par les bains de vapeurs
et un régime dépuratif.

Le père d'un de nos amis, âgé de 72 ans, constitution bilieuse, avait dans sa jeunesse éprouvé
quelques accidents syphilitiques ; traité longtemps par les sondes et les bougies pour un ré-
trécissement du canal de l'urèthre, un catharre
de vessie se déclara. Depuis deux ans le malade
avait supprimé, à l'aide d'une pommade caustique, des hémorrhoïdes qui, disait-il, le fatiguaient
cruellement. Nous fûmes d'avis qu'il était indiqué et important de procurer un écoulement de
sang par l'anus et de faire se reproduire les hémorrhoïdes ; le malade qui est fort et robuste se
procure tous les 15 jours une hémorrhagie à
l'aide d'une tasse de café pur, et n'éprouve
que de légères sensations dans la vessie dont
les sécrétions sont seulement un peu troubles
parfois.

MALADIES DE LA PEAU.

A moins qu'une cause externe occasionnelle, psorique ou autre, ne produise l'inflammation ou l'érosion partielle du tissu cutané, c'est-à-dire des diverses parties qui constituent la peau externe, toutes les affections dénommées sous les titres de fièvres éruptives, érythèmes, érysipèles, rougeole, petite vérole, dartres, gale, teigne, etc., etc., ne sont, dans notre opinion, que des produits d'un travail d'élimination dépurative procuré par la nature dans le but de conservation de l'individu. C'est donc plus qu'une faute de chercher à guérir ces maladies autrement qu'en favorisant le travail naturel. La médecine endermique possède les moyens de mener à bien ces sortes de maladies au début, pendant leur marche et avant l'infection générale constitutionnelle, et des spécifiques puissants qui n'ont besoin que d'être appliqués opportunément, rationnellement, c'est-à-dire en sens tout-à-fait opposé à TOUTE THÉORIE phlegmasique locale, sont entre les mains de tous les praticiens.

TABLE DES MATIÈRES.

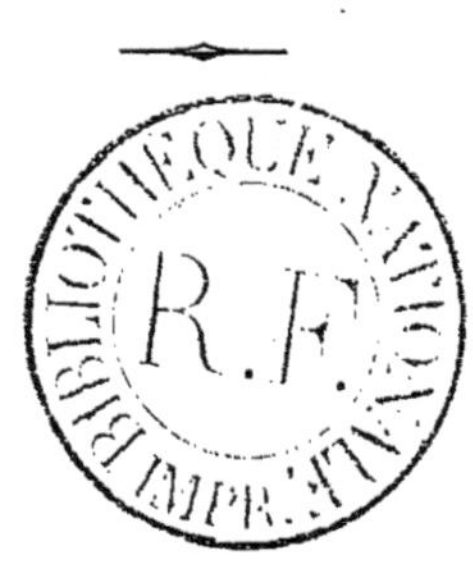